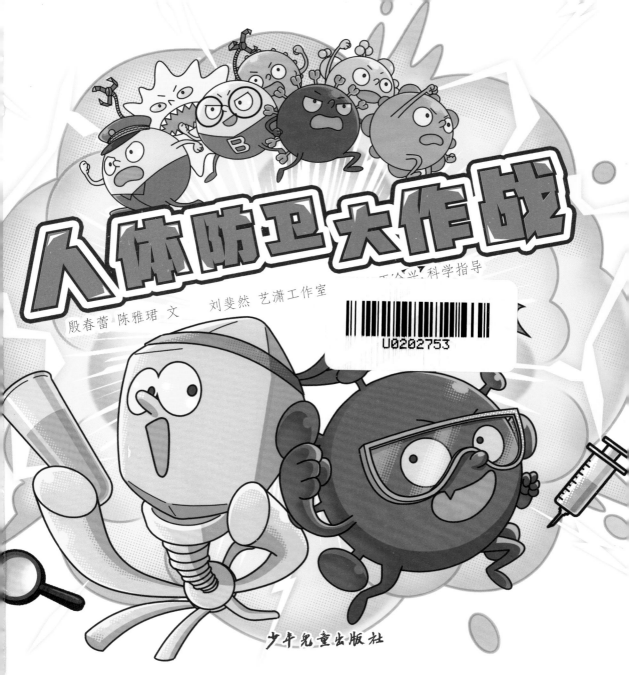

人体防卫大作战

殷春蕾 陈雅珺 文　　刘斐然 艺潇工作室

科学指导

少年儿童出版社

图书在版编目（CIP）数据

人体防卫大作战 / 殷春蕾 , 陈雅珺著 . -- 上海 ：
少年儿童出版社 , 2025. 1. -- ISBN 978-7-5589-2031-8

Ⅰ . R161-49

中国国家版本馆 CIP 数据核字第 2024FW8765 号

人体防卫大作战

殷春蕾 陈雅珺　文
刘斐然 艺潇工作室　绘
王全兴　科学指导
陈振宇　整体设计
陈振宇　装帧

责任编辑 刘　伟　　美术编辑 陈振宇
责任校对 黄　岚　　技术编辑 谢立凡

出版发行 上海少年儿童出版社有限公司
地址 上海市闵行区号景路 159 弄 B 座 5-6 层　邮编 201101
印刷 上海新艺印刷有限公司
开本 787×1092　1/24　印张 12.333
2025 年 1 月第 1 版　　2025 年 1 月第 1 次印刷
ISBN 978-7-5589-2031-8/N.1319
定价 88.00 元

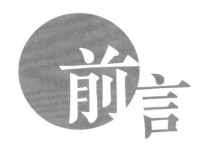

前言

　　随着生物医学技术的发展，人体免疫系统结构和功能的重要性逐渐被深入认识，人体的免疫功能在人类生活与健康中发挥的重要作用也越来越受到大家的重视。但免疫系统及其发挥的作用是肉眼看不见的细胞与分子间的生化活动，因此，在中小学生物学教学中，免疫学一直是难点。如何让学生在了解人体自身结构的基础上学习免疫学知识？如何将生物学中抽象、陌生、难懂的结构名称、功能作用以及相应的生物学概念等，用学生喜欢的方式呈现，并利用漫画、游戏等途径，寓教于乐？于是，就有了本书最初的构想。

　　在少年儿童出版社的支持下，本书把免疫学的知识点融入故事情境，配合有趣的漫画，让更多的学生喜爱并能轻松学习相关知识。你知道肉眼看不见的微生物主要可以分为哪些类型？它们之间又有什么区别？你知道微生物可通过哪些途径进入人体？那里的主要免疫器官如何排列，又有什么样的功能？微生物的入侵会给我们的健康带来哪些影响？人体的免疫系统又是如何进行反击的呢？跟着本书，你可以一一找到答案。为进一步帮助学生理解人体的循环系统、呼吸系统、消化系统、泌尿系统以及免疫系统是如何相互协调维持人体内环境稳定的，我们将相关的人体结构进行整理，设计了一张"人体内环境地图"。"地图"可以用于课堂教学活动，也可以让学生随身携带认识人体结构与功能。我们还设计了一套相关的桌面游戏——学生可通过玩游戏的方式激发学习兴趣，自然而然地记住重要的知识点，寓教于乐，把被动的知识记忆变为主动的学习行为，起到事半功倍的学习作用。

这本书是三代师生通力合作的产物。本书作者殷春蕾是高中生物学教师，耕耘生物学讲台30余年，是杨浦区生物学学科带头人；陈雅珺是殷春蕾的学生，担任初中生物学教学工作，是杨浦区生物学骨干教师；刘斐然是陈雅珺的学生，在初中阶段参加"环球自然日"等科技比赛获得全国奖项，在高中时她利用课余时间加入了创作团队，设计了书中的微生物角色形象。更让人欣喜的是，刘斐然在设计的过程中，提升了对于生物学的喜爱，并将生物学学习作为大学深造的方向，现已如愿进入了心仪高校的生物学工程专业就读。此书融汇了教师和学生对学习生物学的智慧和用心感悟，值得推荐给广大少年儿童及其家长。

这是一本写给孩子们看的书，希望书中有孩子们喜欢的元素；这也是一本将对生物学科的兴趣和热爱进行传承的书——希望把这份兴趣与热爱传递给更多的学生。希望孩子们喜欢这本书，更希望孩子们将来成为生物医学的专家和大家。

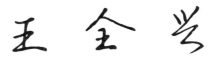

第二军医大学免疫学教研室 教授/博士生导师

2023年9月

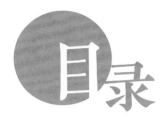

目录

第三章 新朋友的作战计划

第四章 无名氏的暴发

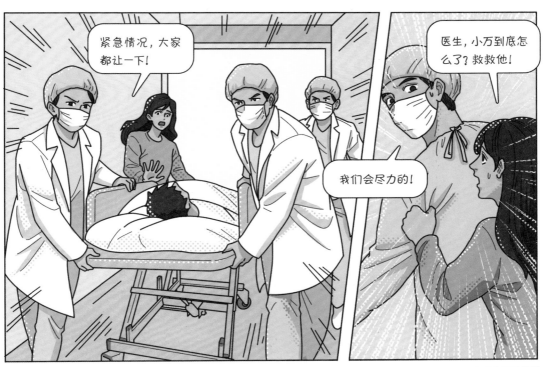

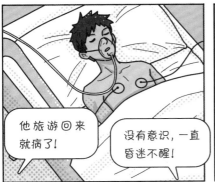

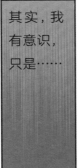

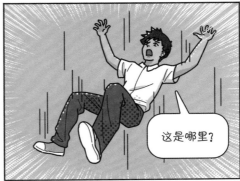

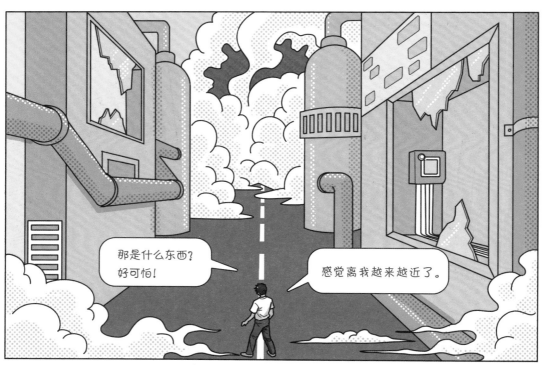

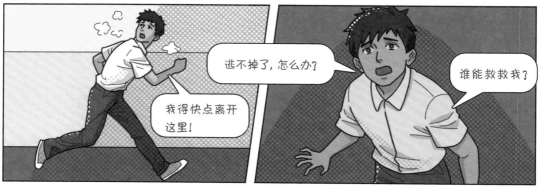

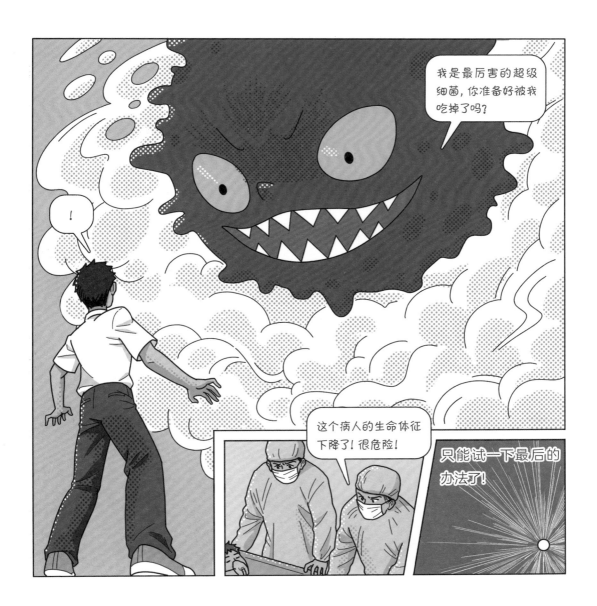

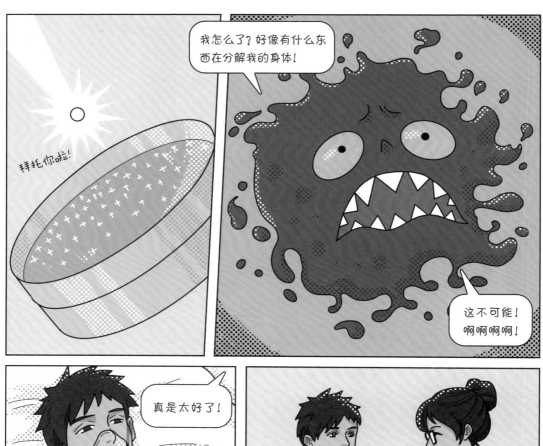

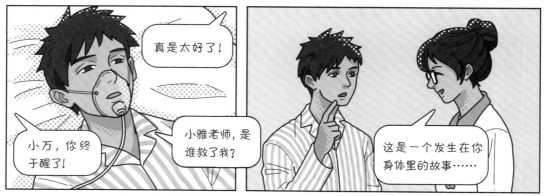

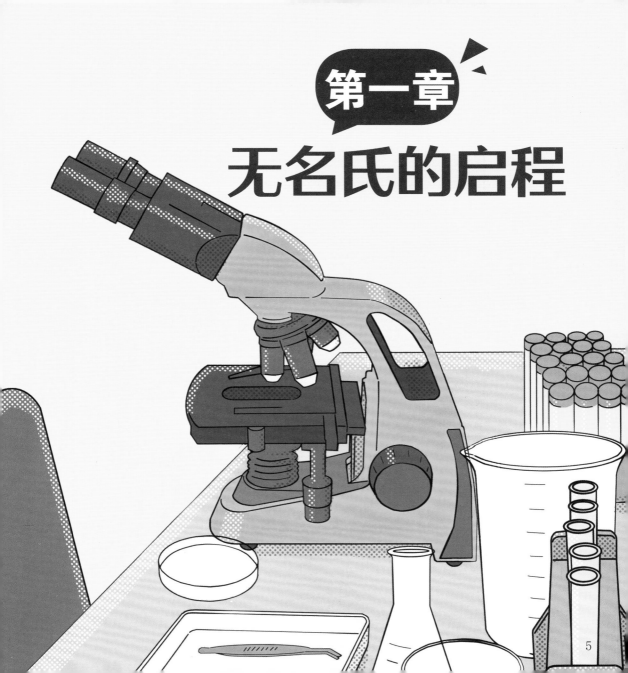

第一章
无名氏的启程

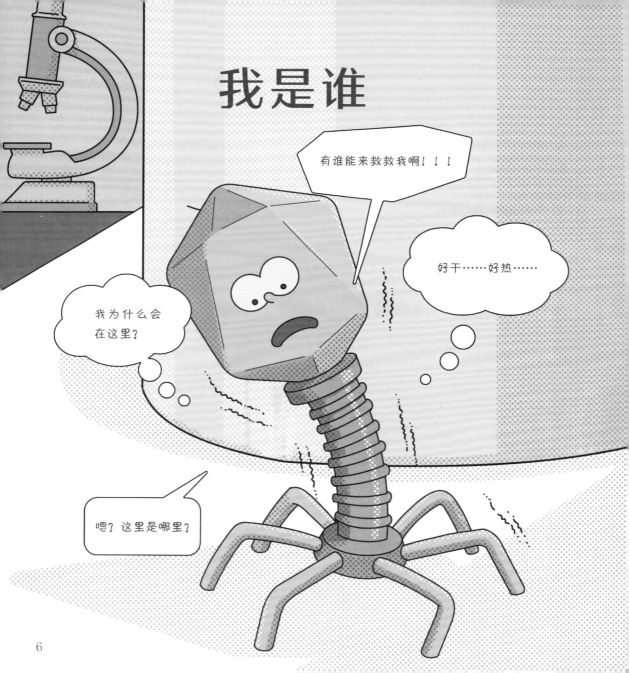

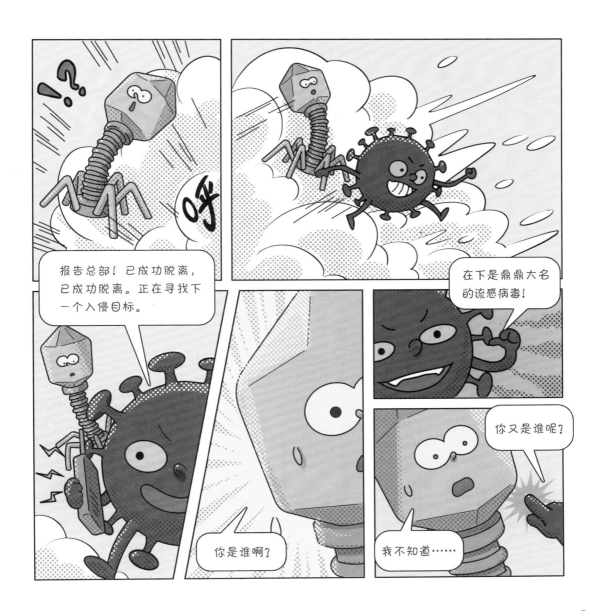

新朋友

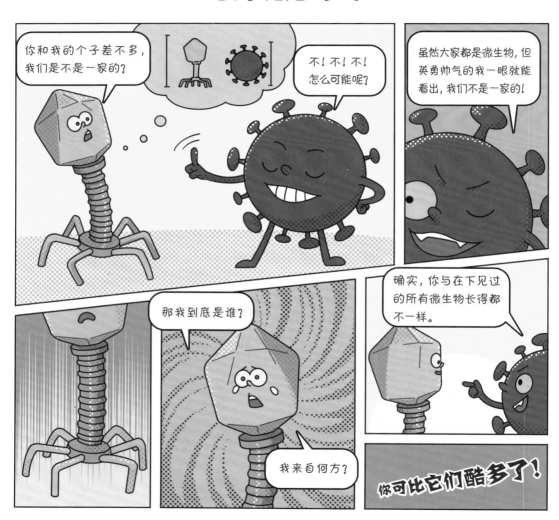

微生物

微生物一般是指肉眼难以看清的各类微小生物的总称。除非它们聚集在一起，否则需要借助光学或电子显微镜才能被观察到。它们尽管非常小，但分布广，种类多，适应性强，数量庞大，生长和繁殖的速度也特别快。

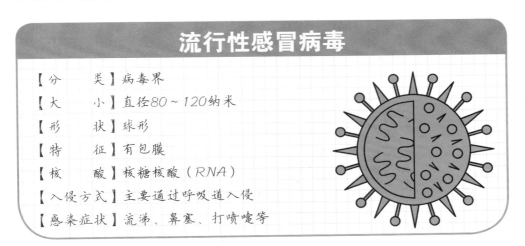

流行性感冒病毒

【分　　类】病毒界
【大　　小】直径80～120纳米
【形　　状】球形
【特　　征】有包膜
【核　　酸】核糖核酸（RNA）
【入侵方式】主要通过呼吸道入侵
【感染症状】流涕、鼻塞、打喷嚏等

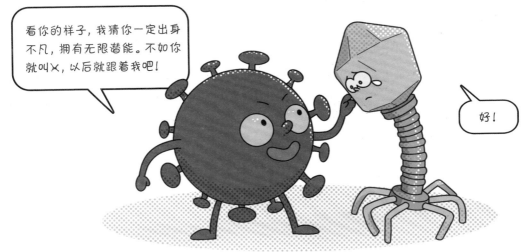

看你的样子，我猜你一定出身不凡，拥有无限潜能。不如你就叫X，以后就跟着我吧！

好！

新朋友的大会

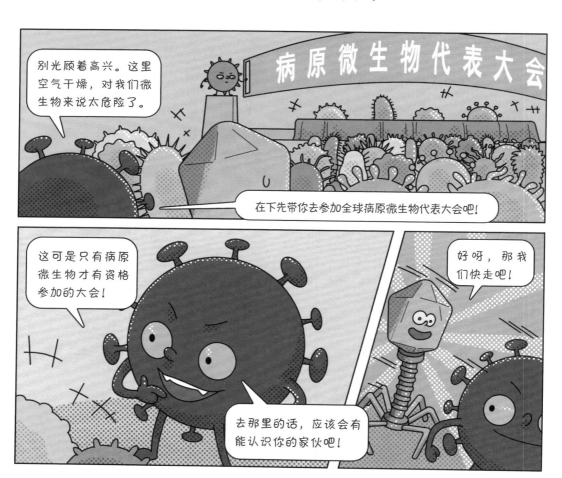

病原微生物

也叫病原体，它们是能引起个体感染，甚至传染病的微生物。

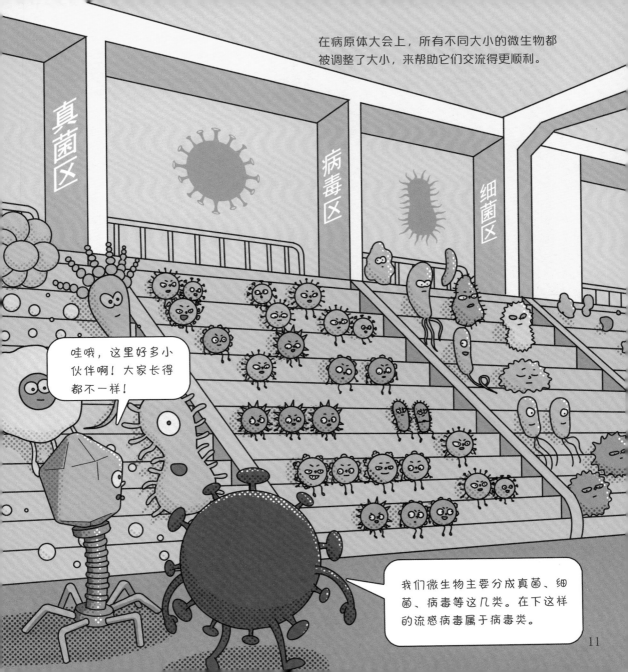

奇特的"生命"——病毒

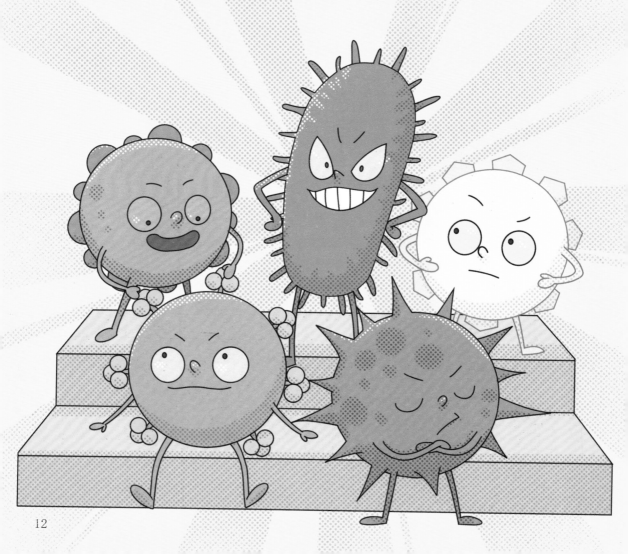

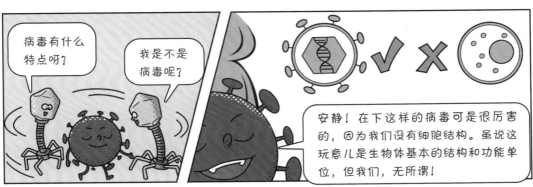

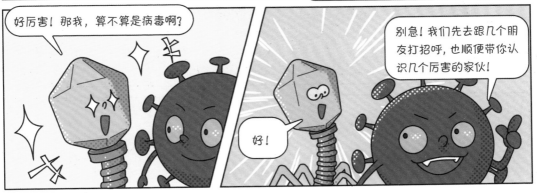

病毒

病毒是一类非细胞结构的生物体，结构简单且微小，直径一般只有几十纳米，必须借助电子显微镜才能看到。

病毒不能独立生活，只有寄生于宿主细胞中，才能进行生命活动；一旦离开被寄生的细胞，病毒就没有了生命活动，也不能进行自我复制。

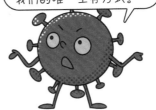

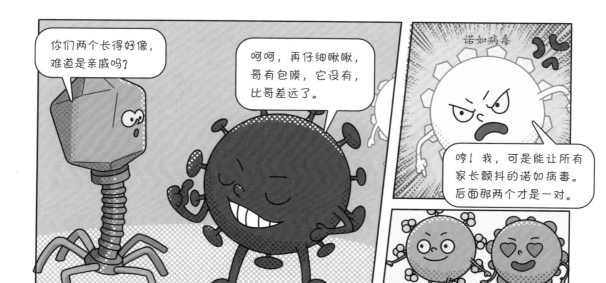

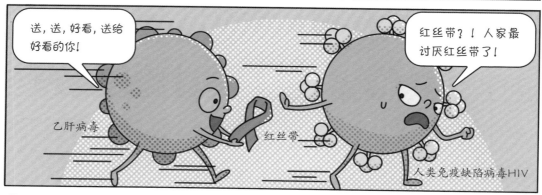

 红丝带是人类用来提倡关心艾滋病患者的希望符号，它象征疫苗的研究和治疗感染者的成功，象征HIV感染者生活质量的提高。

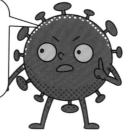

细观病毒

核酸： 病毒体内的遗传物质，包括DNA或RNA，是病毒复制自己的"详细说明书"。

衣壳： 病毒的蛋白质外壳，既能起到保护病毒核酸的作用，又能作为病毒的身份标识，参与病毒的感染过程。

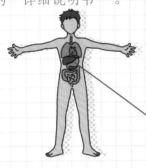

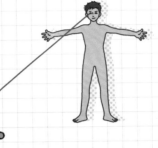

包膜： 部分病毒具有的结构，是围绕衣壳的单层脂膜，像穿着一件外套，也会成为病毒的标识物。

刺突： 又称包膜子粒，是包膜上的糖蛋白突起物，像挂在衣服上用来表明身份的胸牌。

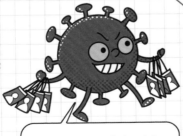

只要我挂满胸卡（刺突）！保证你能找到我！

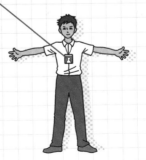

病毒的百变外衣

核酸与衣壳是所有病毒都有的两个基本结构。

一部分病毒的衣壳外还有包膜和刺突。

衣壳、包膜和刺突不仅能保护核酸，还能参与病毒的感染过程。只有依靠这些结构吸附在细胞表面，病毒才能引起感染。

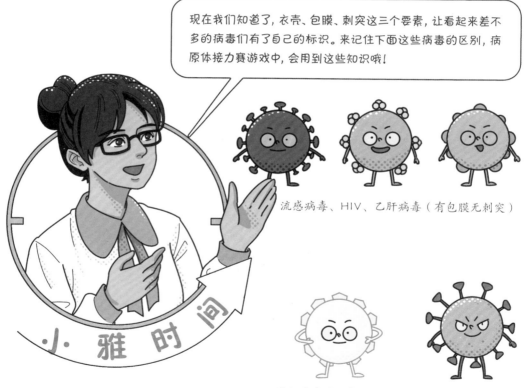

现在我们知道了，衣壳、包膜、刺突这三个要素，让看起来差不多的病毒们有了自己的标识。来记住下面这些病毒的区别，病原体接力赛游戏中，会用到这些知识哦！

小雅时间

流感病毒、HIV、乙肝病毒（有包膜无刺突）

诺如病毒（无包膜）、SARS病毒（有包膜和刺突）

生存法则——入侵

现在我们知道，病毒只有在寄生于细胞时，才会有生命活动。而要寄生，首先就要入侵！

入侵细胞，需要一份说明书来指挥行动，那就是病毒的核酸。病毒核酸会命令被寄生的细胞合成大量的病毒零件（比如核酸和衣壳），来组装更多的新病毒。等这些新组装的病毒成熟后，它们就会一起离开被寄生的细胞，寻找新目标，进行新一轮的入侵。

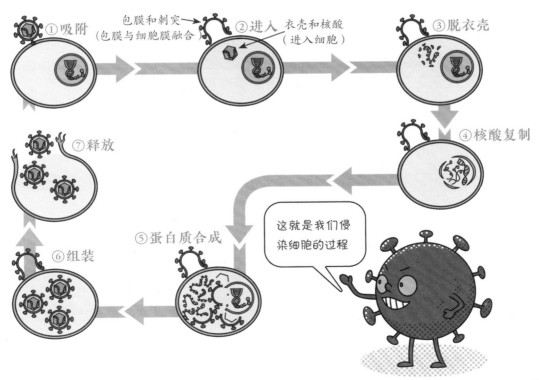

形状各异的病毒们

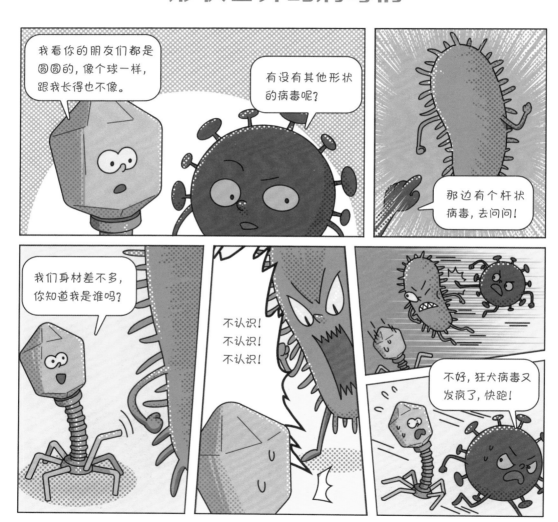

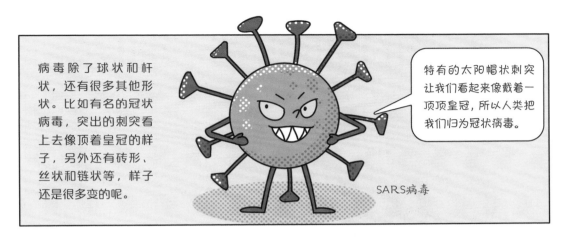

病毒除了球状和杆状，还有很多其他形状。比如有名的冠状病毒，突出的刺突看上去像顶着皇冠的样子，另外还有砖形、丝状和链状等，样子还是很多变的呢。

特有的太阳帽状刺突让我们看起来像戴着一顶顶皇冠，所以人类把我们归为冠状病毒。

SARS病毒

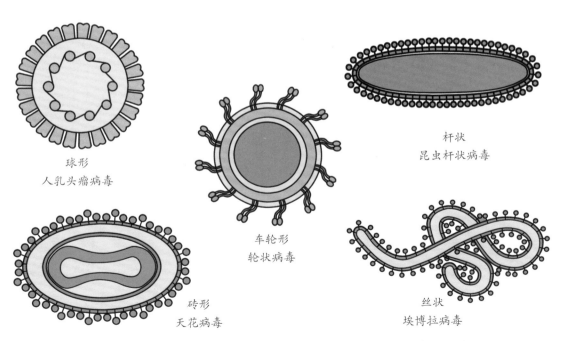

球形
人乳头瘤病毒

杆状
昆虫杆状病毒

车轮形
轮状病毒

砖形
天花病毒

丝状
埃博拉病毒

古老的细胞——细菌

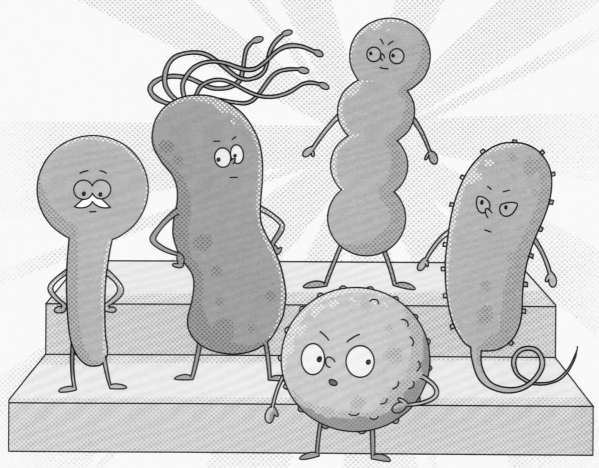

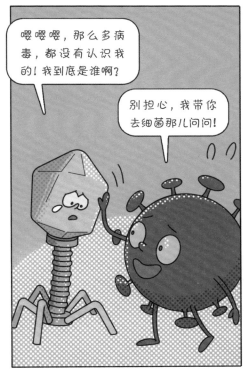

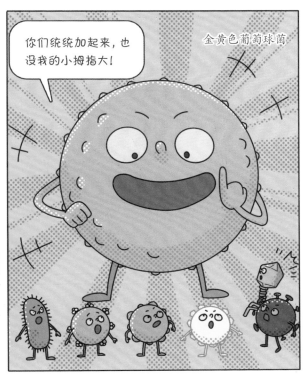

细菌

细菌可能是地球上最古老的细胞结构。它们是单细胞生物，由细胞壁、细胞膜和细胞质组成，没有成型的细胞核，细胞内的结构也比较简单。

细菌分布广泛，有些种类甚至能分布在极端的环境中（如海底火山口等），是所有生物中数量最多的一类。

比起没有细胞结构的病毒，细菌可以算是个庞然大物了。

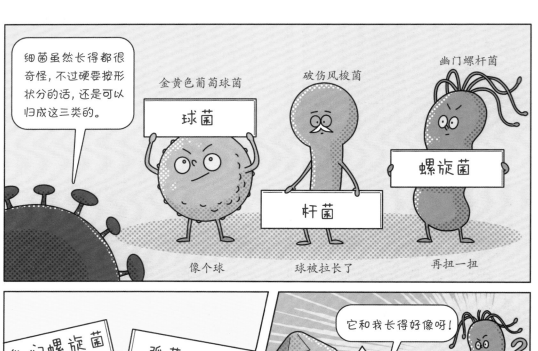

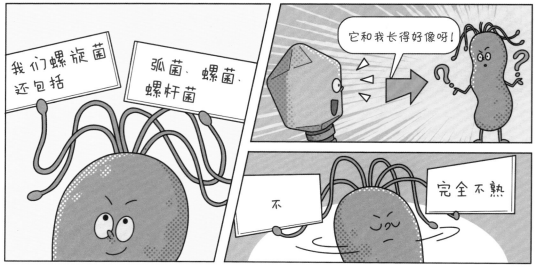

细观细菌

细菌的基本结构是细胞,它拥有细胞壁、细胞膜、细胞质和遗传物质DNA。

细胞壁: 细菌外表面的一层厚壁,主要由纤维素构成。能维持菌体形态,保护细菌,还和细菌的致病性有关。一般的动物细胞没有这个结构。

就像围墙

细胞膜: 细胞表面的薄膜,有半渗透性,可控制细胞与外界环境的物质交换,也有识别和传递信息功能。

就像房间外墙

DNA: 是一种由脱氧核糖核苷酸聚集而成的大分子化合物,是细菌的遗传物质。

就像房屋主人

细胞质 是进行新陈代谢的主要场所,绝大多数的化学反应都在细胞质中进行。

就像房屋内的空间和家具

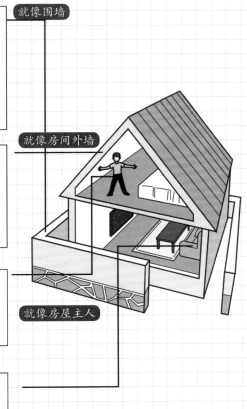

细菌们的神奇装备

除了共有的基本结构，不少细菌还有自己的独家装备，比如荚膜、鞭毛、菌毛等。

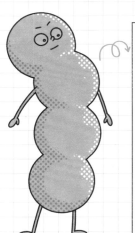

荚膜是某些细菌细胞壁表面一层松散的黏液物质，就像是细菌穿的一件护体小外套，可以有效提高这些细菌的生存能力。

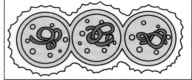

鞭毛是长在某些细菌菌体上细长而弯曲的丝状物，长度可以超过菌体好几倍，具有运动、辅助摄食等功能，就像可以吃东西的小触手。

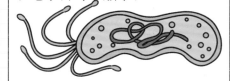

菌毛也长在某些细菌菌体的表层，比鞭毛要细短而直硬，而且和细菌的运动能力也没什么关系。但它们能使菌体像毛球一样牢牢地粘在细胞表面。

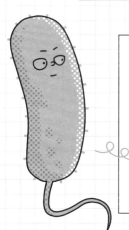

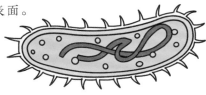

小游戏：连连看

试一试，请将相关的结构与细菌和病毒连起来。

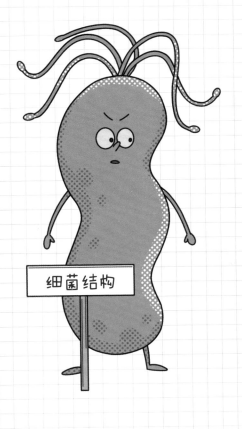

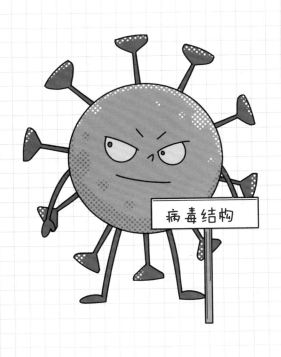

鞭毛

包膜

菌毛

细胞壁

细胞质

衣壳

刺突

核酸

荚膜

细胞膜

病毒结构：衣壳、核酸、包膜、刺突。

细菌结构：鞭毛、细胞膜、细胞壁、细胞质、菌毛、荚膜。

分裂即新生

细菌主要以分裂的方式繁殖：当它们生长到一定时期后，会由一个母细胞分裂为两个大小相等的子细胞。这种繁殖方式属于无性繁殖。

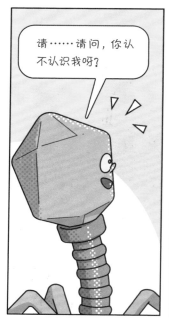
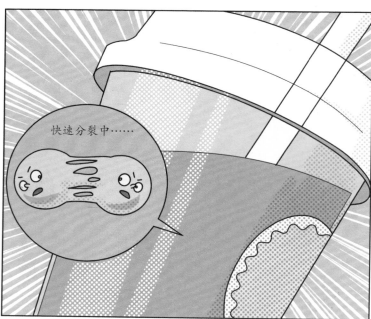

细菌繁殖速度很快，在温度适合及营养充分的情况下，大部分细菌20~30分钟就能分裂一次，一天下来，数量可能会增长到原来的百万亿甚至千万亿倍——这可是一亿的一千万倍啊，这太恐怖了！

所以，好吃的食物和饮品，比如手工调制的奶茶一定要尽快喝掉，尤其是在夏天的时候！因为，大部分细菌也很喜欢它们。

除了分裂生殖，少数细菌也会进行接合生殖。

接合生殖属于有性生殖，就好比人类的生殖方式，由"父亲"与"母亲"共同完成生殖过程。

比起单独一个个体就能完成的无性生殖，有性生殖产生的后代可能会结合两个亲代的基因优势，对环境的适应能力更强。

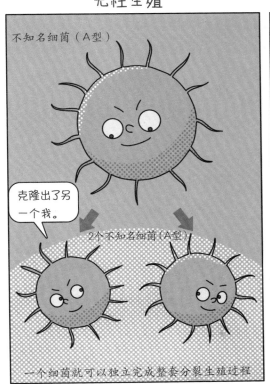

无性生殖

不知名细菌（A型）

克隆出了另一个我。

2个不知名细菌（A型）

一个细菌就可以独立完成整套分裂生殖过程

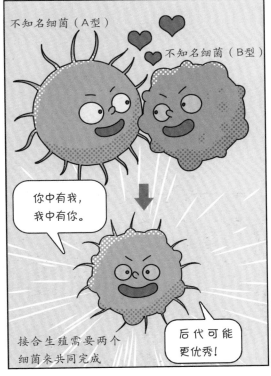

有性生殖

不知名细菌（A型）

不知名细菌（B型）

你中有我，我中有你。

接合生殖需要两个细菌来共同完成

后代可能更优秀！

奇怪的大个子们

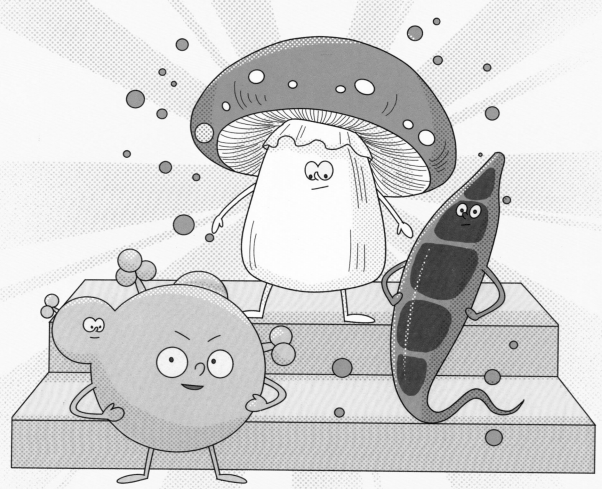

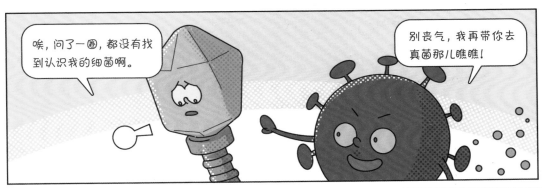

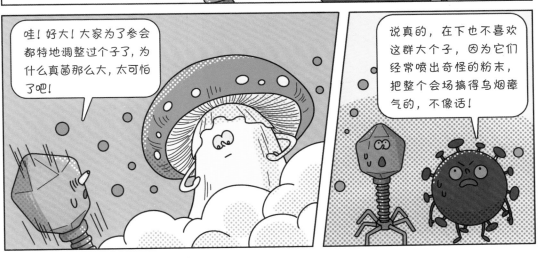

"奇怪的粉末"——孢子

孢子繁殖是真菌的主要繁殖方式。

条件合适的时候，孢子会发芽形成菌丝，再进行分裂繁殖。

当条件不合适的话，有些孢子还能暂时休眠，所以能存活很长时间。

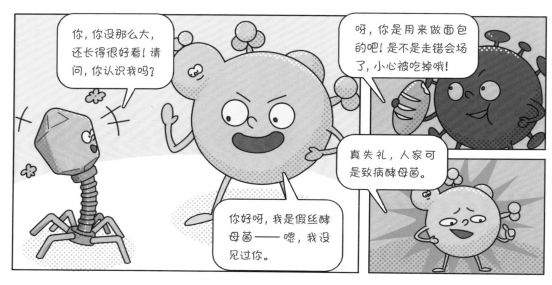

酵母菌

酵母菌是一种单细胞真菌，神奇的它们在有氧和无氧环境下都能生存。在无氧情况下它们能发酵糖类，所以会被用来酿酒或者做面包和馒头等。

不过有些酵母菌也是致病菌，比如这位假丝酵母菌。

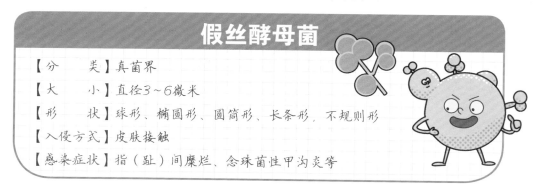

假丝酵母菌

【分　　类】真菌界

【大　　小】直径3~6微米

【形　　状】球形、椭圆形、圆筒形、长条形、不规则形

【入侵方式】皮肤接触

【感染症状】指（趾）间糜烂、念珠菌性甲沟炎等

细观真菌

真菌也是由细胞构成的，不过真菌的细胞有成形的细胞核结构，属于真核细胞，这一点和我们人类相似。

而细菌没有细胞核结构，属于原核细胞。这就会导致细胞中的DNA呈环状不规则分布，所以在复制核酸的过程中，比起有细胞核的真菌来说，细菌会更容易犯错——就是大家熟悉的变异。

此外，真核细胞中还有各种各样的细胞器，能提升细胞的各种能力。与以细菌为代表的原核细胞相比，真核细胞结构更复杂，机能也更高级。

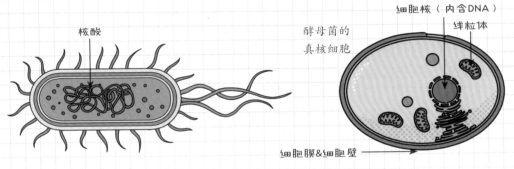

细菌的原核细胞

酵母菌的真核细胞

微生物类群	细胞结构	细胞核	遗传物质	大小
病毒	无	无	DNA或RNA	一般20～300纳米
细菌	有	无	DNA	一般0.5～5微米
真菌	有	有	DNA	大多肉眼可见；菌丝直径5～6微米

庞然大物与细丝

真菌家族中，除了酵母菌，更多的是由菌丝构成的，是微生物界真正的庞然大物。

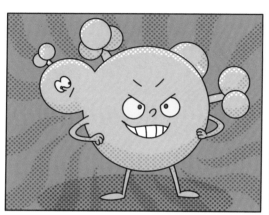

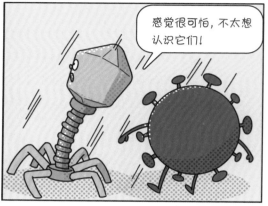

感觉很可怕，不太想认识它们！

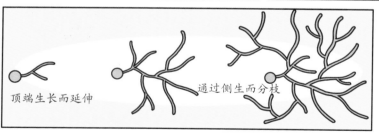

顶端生长而延伸

通过侧生而分枝

菌丝是大多数真菌的结构单位，它呈单条管状，一个菌丝可以看作一个细胞。所以大部分以菌丝构成的真菌都属于多细胞微生物。

看不见的地方也会有菌丝！比如烂苹果里尚未腐烂的部分，也可能会有肉眼看不见的菌丝潜伏在里面，还可能有菌丝产生的毒素哦，吃了会容易生病！

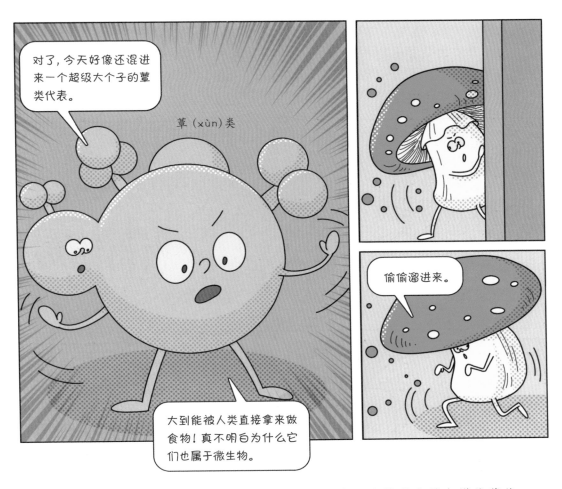

蕈类是真菌中肉眼可见的超级大个子，最常见的就是各种各样的蘑菇。它们有些可以直接被我们人类食用，但有些也可能让我们中毒身亡。所以请一定不要在野外采蘑菇食用哦，太危险了！

微生物并不是一个严格意义上的分类概念，它主要包括病毒、细菌、真菌等。

蘑菇是大型真菌的总称，尽管体型较大，但它们与霉菌一样，都是由菌丝构成的，腐生生活，孢子繁殖。哪怕个头再大，本质上属于真菌，也就归类于微生物的范畴啦。

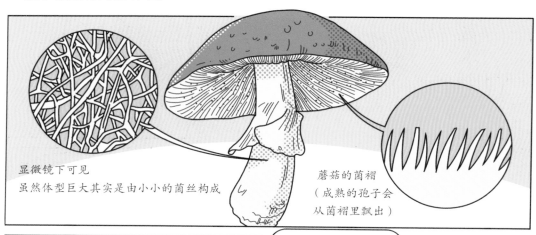

显微镜下可见
虽然体型巨大其实是由小小的菌丝构成

蘑菇的菌褶
（成熟的孢子会
从菌褶里飘出）

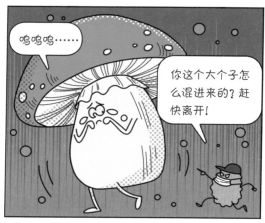

呜呜呜……

你这个大个子怎么混进来的？赶快离开！

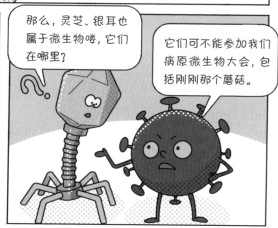

那么，灵芝、银耳也属于微生物喽，它们在哪里？

它们可不能参加我们病原微生物大会，包括刚刚那个蘑菇。

和蘑菇一样，大部分真菌的主要营养方式是腐生，就是通过分解动植物尸体来生存，比如让苹果腐烂什么的。这让它们能很好地胜任自然界中分解者的角色，把动植物尸体内的有机物分解成无机物供植物再次利用。这是一份非常重要的工作，所以它们对"入侵"这类无聊工作是没什么兴趣的。

但凡事也有例外。比如鼎鼎大名的皮肤癣菌就是真菌中的异类，病原体中的代表，也是人类脚癣等一系列皮肤癣病的罪魁祸首。

这类疾病可是能通过人与人，或人与动物的接触来传染的，所以平日接触可千万要注意卫生啊！

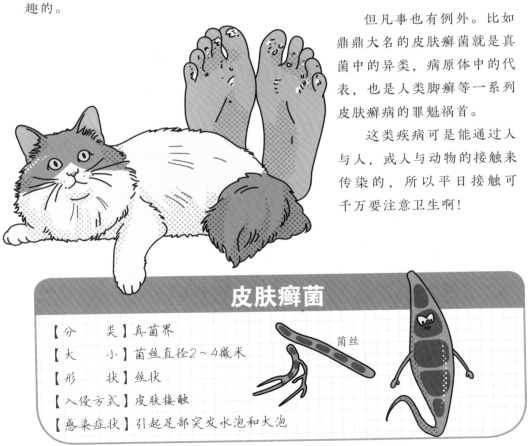

皮肤癣菌

【分　　类】真菌界
【大　　小】菌丝直径2～4微米
【形　　状】丝状
【入侵方式】皮肤接触
【感染症状】引起足部突发水泡和大泡

菌丝

风与新生儿

　　大部分以菌丝为主体的真菌（包括蕈类）主要的繁殖方式是孢子繁殖。

　　孢子形成于孢子囊内，成熟后会离开母体。它们一般十分微小，一阵风就可以把它们带走，在条件适合的情况下萌发。所以说，在你家角落里忽然蹿出来的神秘蘑菇，可能就是风把它们带来的。

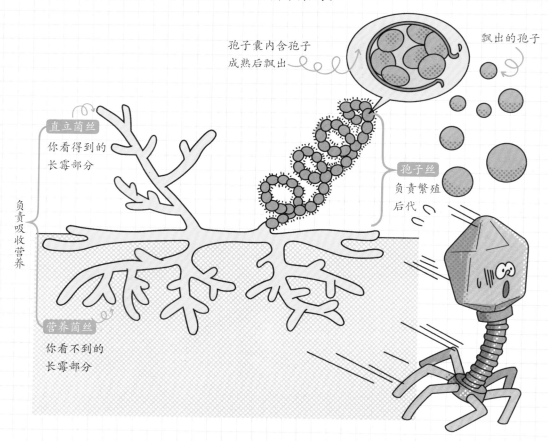

孢子囊内含孢子
成熟后飘出

飘出的孢子

直立菌丝
你看得到的
长霉部分

孢子丝
负责繁殖
后代

负责吸收营养

营养菌丝
你看不到的
长霉部分

生在头上的宝宝

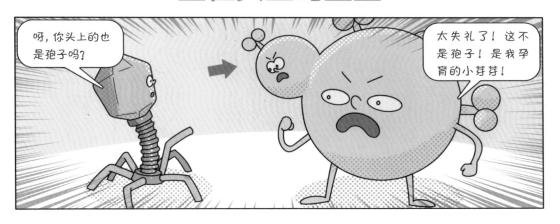

除了孢子，有些真菌还会进行出芽生殖，比如酵母菌。成熟的酵母菌细胞会先长出一个小芽，等芽细胞长到一定程度，脱离母细胞继续生长，而后形成新个体。出芽生殖虽然和细菌的分裂生殖都属于无性繁殖，但还是有区别的哦。

分裂生殖

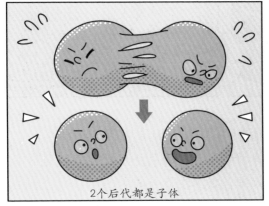

2个后代都是子体

出芽生殖

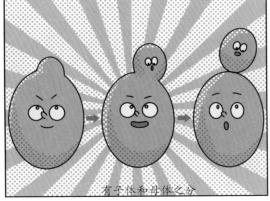

有子体和母体之分

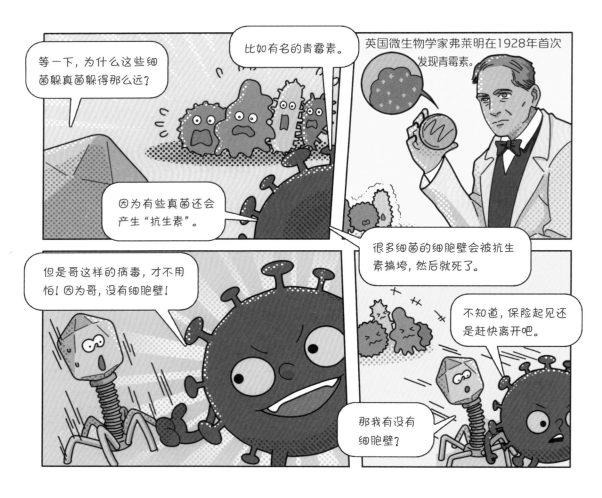

青霉素等抗生素可以破坏细菌的细胞壁结构，导致细菌的瓦解和死亡。

人体的细胞没有细胞壁结构，看起来好像不会被误伤，但这不代表我们就可以随便使用抗生素了，因为那可能会造成非常严重的后果。

看不见的世界

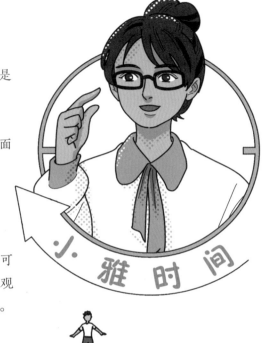

人类肉眼可见的分辨率为0.1毫米，但是细菌一般是微米级的，而病毒是纳米级的。

1毫米=1000微米=1 000 000纳米

算一算，要放大多少倍，才能看见下面这些小家伙呢？

孢子：1微米

金黄色葡萄球菌：1微米

流感病毒：100纳米

学校生物实验室使用的光学显微镜只可以看到真菌和细菌，但是看不到病毒哦。观察病毒需要用放大倍数更大的电子显微镜。

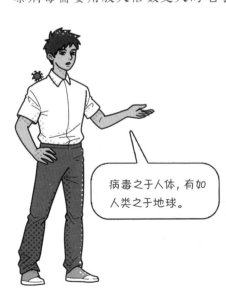

病毒之于人体，有如人类之于地球。

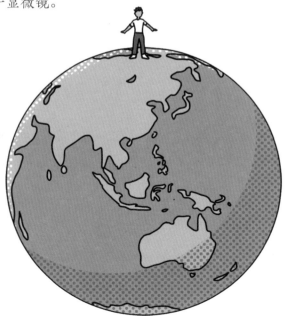

分类依据

病毒可以根据它们体内的核酸分为DNA病毒和RNA病毒；而细菌和真菌体内的核酸都是DNA。

病原体

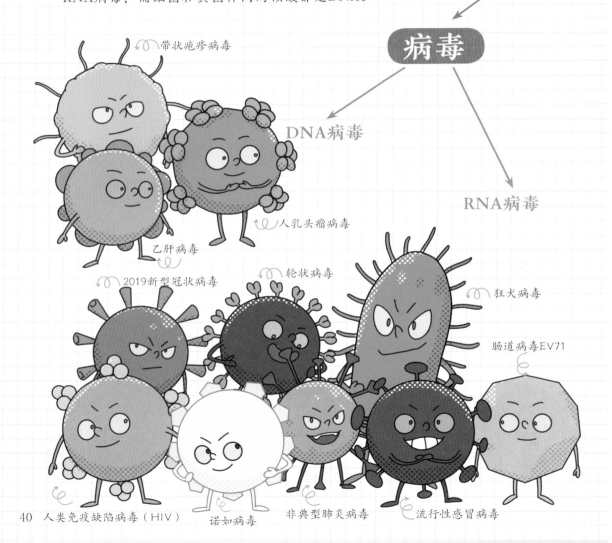

病毒

DNA病毒

RNA病毒

带状疱疹病毒

人乳头瘤病毒

乙肝病毒

2019新型冠状病毒

轮状病毒

狂犬病毒

肠道病毒EV71

人类免疫缺陷病毒（HIV）

诺如病毒

非典型肺炎病毒

流行性感冒病毒

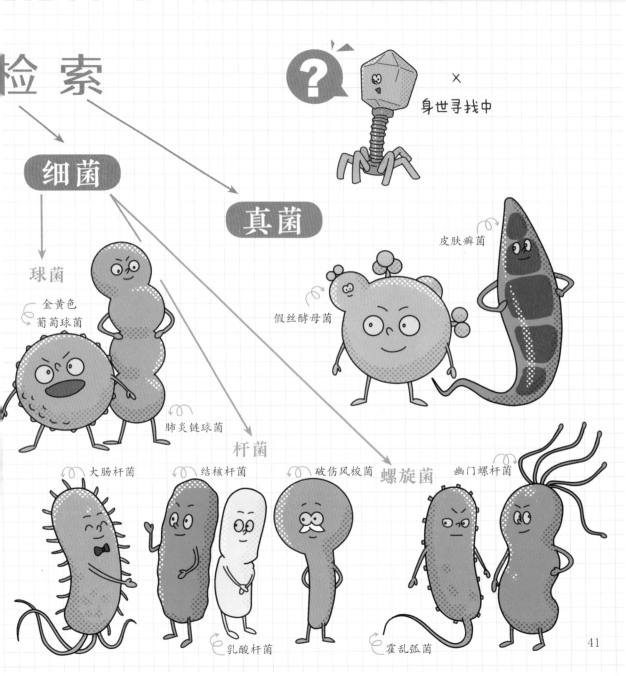

检 索

真菌

细菌

球菌

金黄色
葡萄球菌

肺炎链球菌

杆菌

身世寻找中

皮肤癣菌

假丝酵母菌

螺旋菌

大肠杆菌　结核杆菌　破伤风梭菌　　　　幽门螺杆菌

乳酸杆菌　　　　　　霍乱弧菌

41

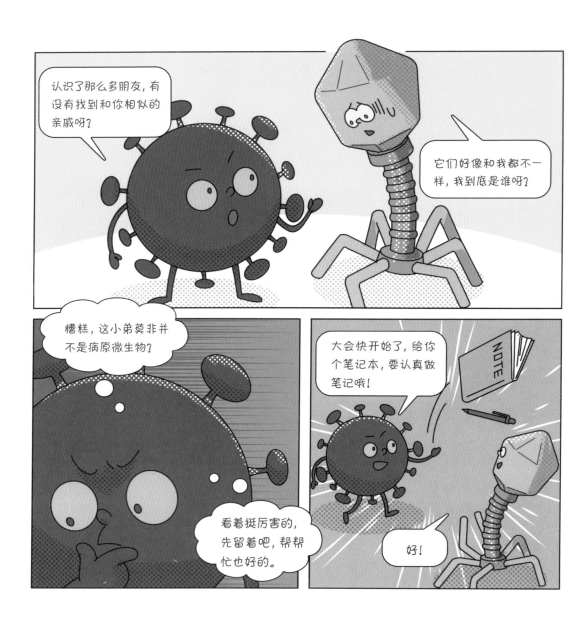

微生物接力赛

学习了那么多种不同的微生物，认识了病毒、细菌和真菌的区别，你能不能试着像科学家一样，用比较专业的词汇来描述它们的区别呢？

和小伙伴们一起玩一玩"病原体接力赛"吧！

你可以挑选自己喜欢的微生物角色，通过对它们的特征描述赋予它们力量前进，最先冲过终点的就是冠军哦。

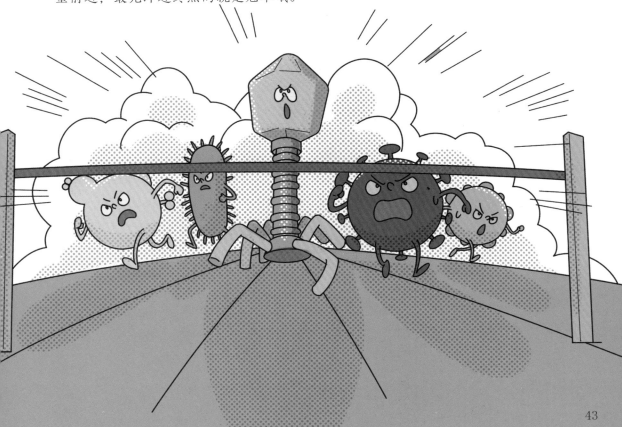

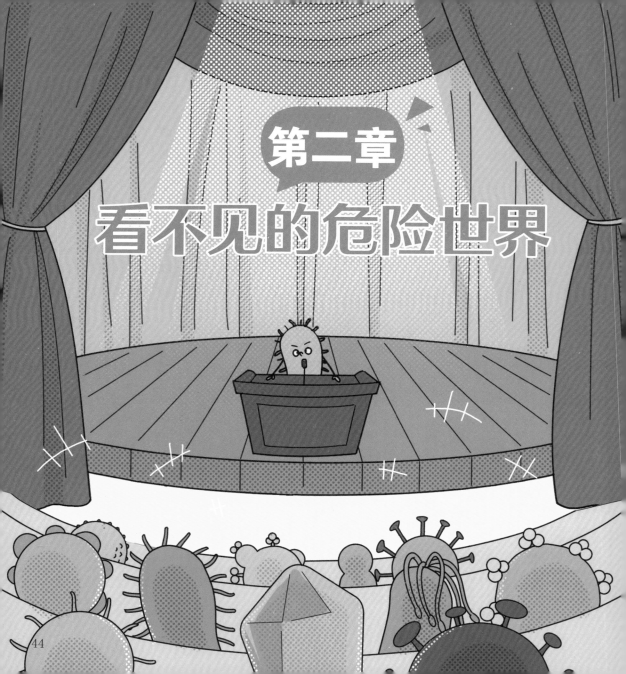

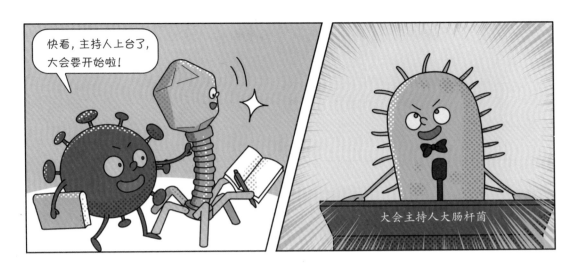

在微生物被发现以前，人们不知道为什么在林间奔跑不小心划破皮肤可能会导致死亡，也不知道为什么食物放置一段时间会腐坏，他们甚至认为，动物是可以凭空生长出来的，比如污秽的死水会生出蚊虫，腐肉会生出蝇蛆。

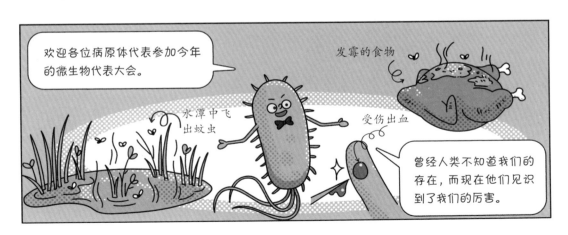

被发现了

直到16世纪，人们发明了显微镜，才慢慢打开了微观世界的大门。

第一位用显微镜看到细胞的是英国科学家罗伯特·胡克，而第一位用显微镜发现细菌的是荷兰科学家安东尼·列文虎克。

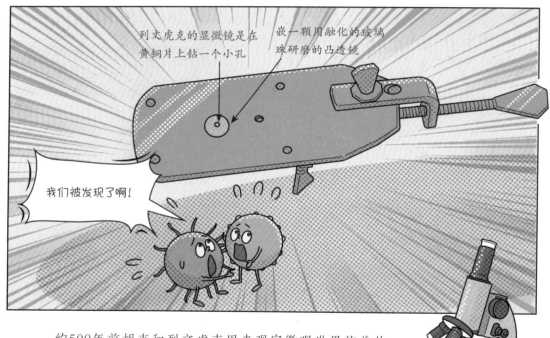

列文虎克的显微镜是在黄铜片上钻一个小孔

嵌一颗用融化的玻璃珠研磨的凸透镜

我们被发现了啊！

约500年前胡克和列文虎克用来观察微观世界的单片式显微镜，和现在的显微镜差距是不是很大呀？列文虎克亲自研磨的透镜可以放大300倍哦！

光学显微镜

"可怕"的科学家

越来越多的人发现了微生物的秘密，通过实验揭示了肉汤的腐坏正是看不见的微生物在发挥作用，人们也因此创造出灭菌消毒的方法，比如沿用至今的巴氏灭菌法（也叫巴氏消毒法）。

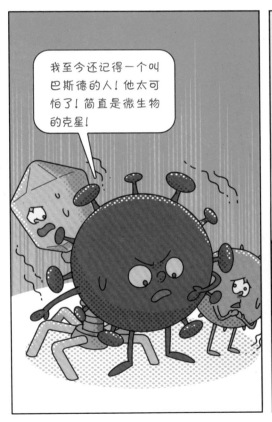

我至今还记得一个叫巴斯德的人！他太可怕了！简直是微生物的克星！

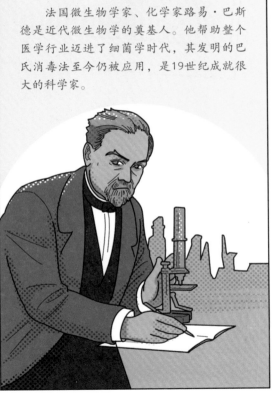

法国微生物学家、化学家路易·巴斯德是近代微生物学的奠基人。他帮助整个医学行业迈进了细菌学时代，其发明的巴氏消毒法至今仍被应用，是19世纪成就很大的科学家。

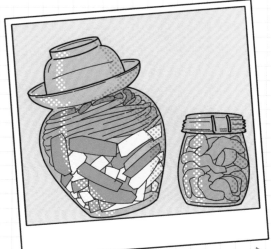

巴斯德用毕生的精力解决了三个科学问题：

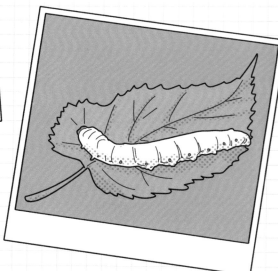

发酵是微生物的杰作。而他自创的"巴氏灭菌法"可以通过加热的方式杀灭大部分让食物或饮料变味的微生物。

大部分传染病是微生物入侵身体造成的。他帮助蚕宝宝去除了侵害蚕卵的细菌，从而拯救了法国的丝绸工业。

病原微生物也可以成为防病疫苗。他成功研制出了狂犬病疫苗。

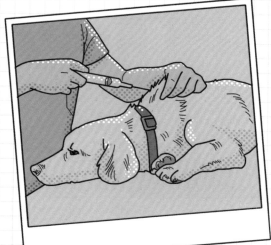

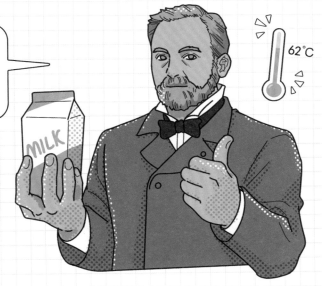

只要让牛奶在62℃~65℃温度范围保持半小时，就可杀死大部分有害微生物，这就是"巴氏灭菌法"。

大家有没有发现：不同包装的牛奶其保质期也是不同的——因为它们灭菌的方法不同。

巴氏杀菌法并没有杀死所有细菌，只是将致病菌的数量降低到暂时不会造成危害的水平，所以巴氏灭菌奶的保质期通常比高温灭菌奶短，不过营养成分却能保留更多。

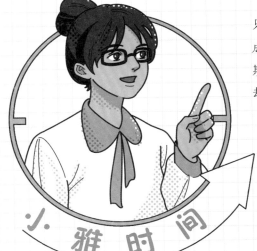

小雅时间

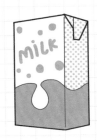

又一位"可恶"的科学家

　　和巴斯德一起被公认为近代微生物学奠基人的，是德国的细菌学家科赫，他在1905年获得了诺贝尔生理学或医学奖。

　　科赫证实了细菌与疾病的关系，就是著名的科赫法则。

　　他用这个方法分离出了引起肺结核的结核分枝杆菌，引起霍乱的霍乱弧菌，引起炭疽病的炭疽芽孢杆菌等。

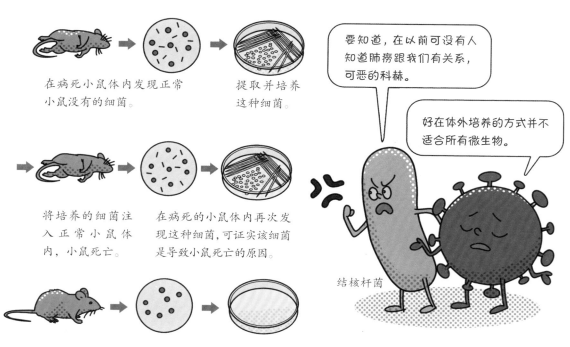

在病死小鼠体内发现正常小鼠没有的细菌。

提取并培养这种细菌。

将培养的细菌注入正常小鼠体内，小鼠死亡。

在病死的小鼠体内再次发现这种细菌，可证实该细菌是导致小鼠死亡的原因。

正常老鼠血液无此细菌，作为对照组。

要知道，在以前可没有人知道肺痨跟我们有关系，可恶的科赫。

好在体外培养的方式并不适合所有微生物。

结核杆菌

开启"生命之谜"的大门

　　随着研究的升级，人们开始深入到了分子水平的生物学研究，发现了比细菌结构更小更简单的病毒，也发现了隐藏在更深处的"生命之谜"。

　　1953年，美国生物学家沃森和英国生物学家克里克发现了DNA双螺旋的结构，开启了分子生物学时代。

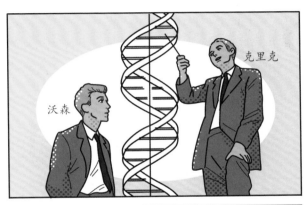

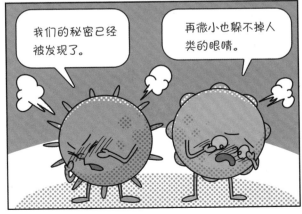

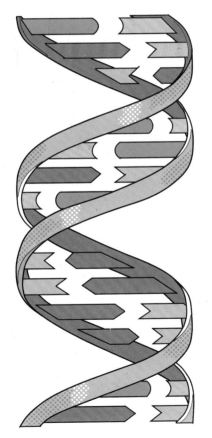

变本加厉的研究

2007年，美国宣布启动"人类微生物组计划（HMP）"。通过绘制人体不同器官中微生物基因组图谱，来解析微生物菌群结构变化对人类健康的影响。

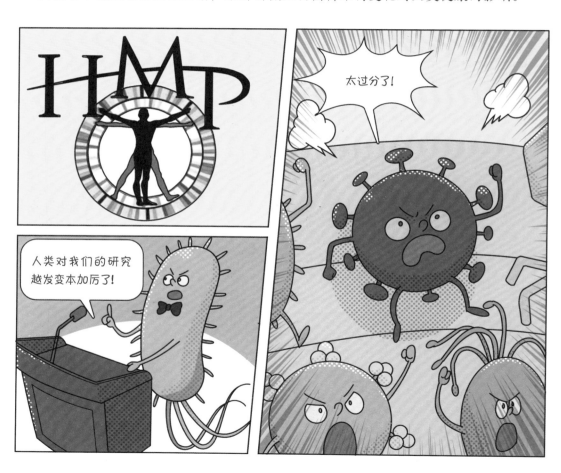

随着科技的发展，人类不仅对病原微生物的本质越来越了解，还研究出各种方法和器械，让微生物在环境中难以藏匿。

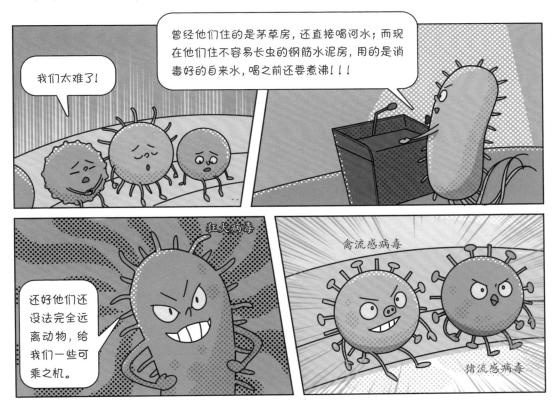

想一想：

你还知道哪些发明是用来消除或抑制生活中的微生物，从而让食物保鲜更久、让环境更加卫生？

答案：冰箱冷藏、消毒液、口罩、洗手液、紫外线等。

悲剧中诞生的公共卫生

公共卫生是关系到一个国家或一个地区大众健康的公共事业，具体包括：

1. 对重大疾病尤其是传染病的预防、监控和治疗；
2. 对食品、药品、公共环境卫生的监督管制；
3. 相关的卫生宣传、健康教育、疫苗接种等。

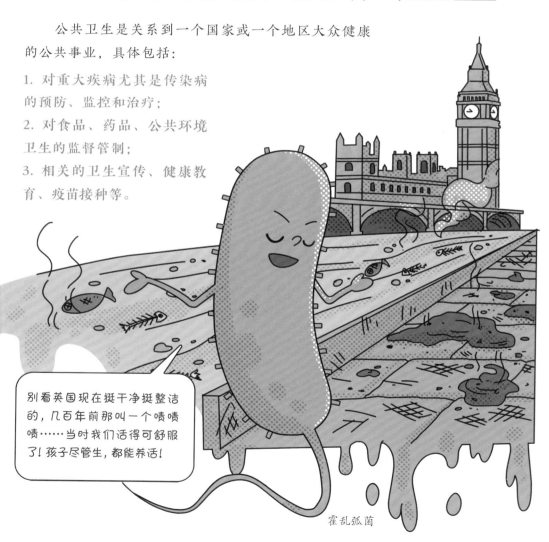

别看英国现在挺干净挺整洁的，几百年前那叫一个啧啧啧……当时我们活得可舒服了！孩子尽管生，都能养活！

霍乱弧菌

霍乱被称为"19世纪的世界病"，在整个19世纪就暴发了6次全球性的大流行，仅印度一个国家就死了数千万人。这一惨烈悲剧，促使人们开始重视公共卫生事业的建设。

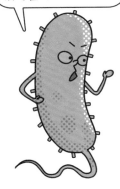

据说督促英国公共卫生改革的正是我们引发的霍乱……

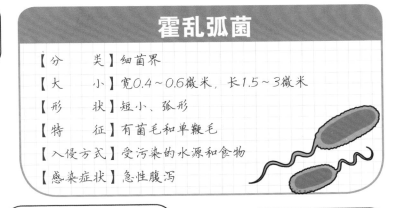

霍乱弧菌

【分　　类】细菌界
【大　　小】宽0.4～0.6微米，长1.5～3微米
【形　　状】短小、弧形
【特　　征】有菌毛和单鞭毛
【入侵方式】受污染的水源和食物
【感染症状】急性腹泻

霍乱虽然给人类带来了种种不幸，但正是霍乱病的发作，引发了欧洲在供水和排污方面的一场革命，并波及美国及全世界。

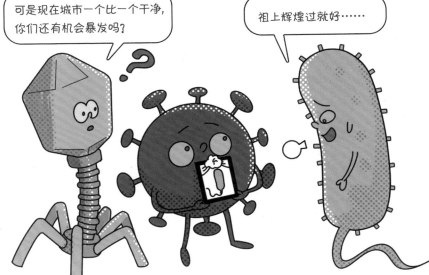

可是现在城市一个比一个干净，你们还有机会暴发吗？

祖上辉煌过就好……

找找病原体

虽然现在的公共卫生越来越好，让病原微生物越来越难在城市里肆虐。

但是某些人糟糕的生活习惯，还是会给它们很多可乘之机的呀！所以，大家也不要忽视家中的卫生管理哦！

比如下面这个房间的主人，需要做些什么来防范那些可怕的病原体呢？

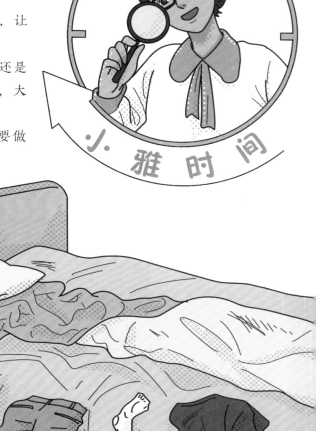

小·雅时间

答案：从卧床被褥用具的床单、被罩到沙发坐垫（动物的被毛和其中的细菌），以及随身携带在家中用的衣物（如衣服和其用品的皮肤），等等，完整清洁需注意，消毒要同时进行。

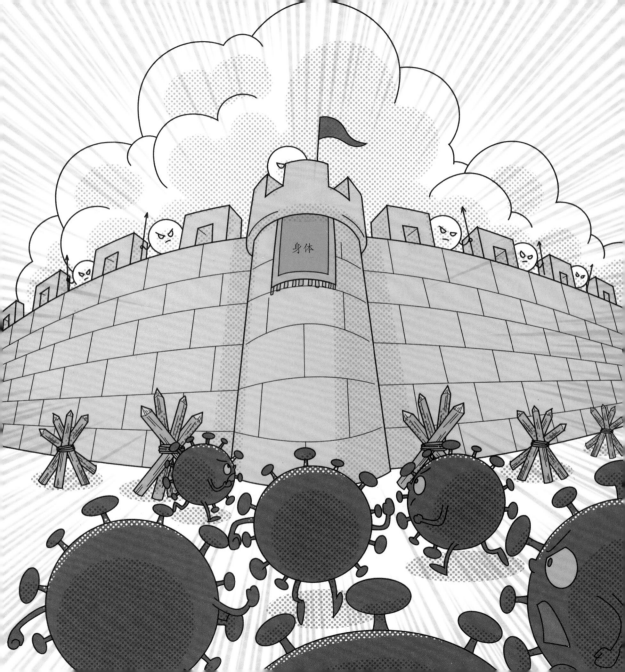

进入真正的主题

即使到了今天，人类无法，也不需要一辈子都生活在无菌的环境中。人类拥有抵御微生物入侵的天然防线，比如皮肤和黏膜等。

人类完整的皮肤和黏膜能把绝大部分微生物阻挡在体外，防止它们入侵；同时，黏膜的分泌物还有杀菌作用。

皮肤和黏膜，组成了人体的第一道防线。

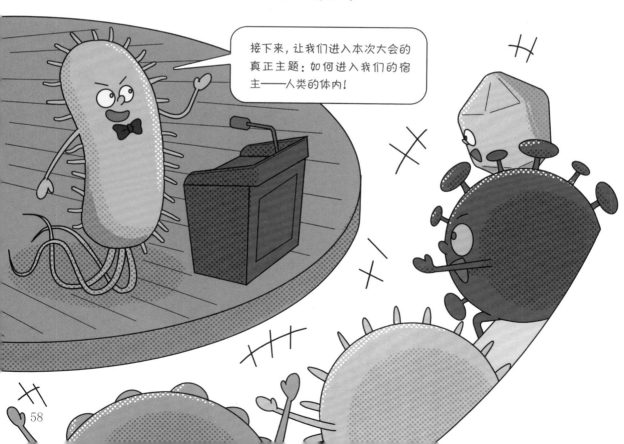

第一道防线之皮肤

皮肤是人体最大的器官，直接与外界环境相接触。

它们覆盖在人体表面，有保护、排泄、调节体温和感受外界刺激等重要功能。虽然看起来只有薄薄一层，但其实它们有着非常强大的保护力。

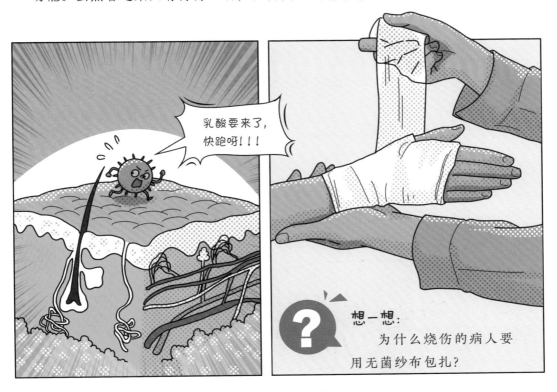

乳酸要来了，
快跑呀！！！

想一想：
为什么烧伤的病人要
用无菌纱布包扎？

完整的皮肤本身就可以阻挡各类病原体进入人体，而皮肤上的分泌物，比如汗液中的乳酸和皮脂腺分泌的不饱和脂肪酸都有一定的杀菌作用。

因为皮肤受损后，第一道防线被破坏了。

第一道防线之黏膜

　　黏膜是生物体（口腔、气管、胃、肠、尿道等器官里面）的一层膜状结构，它们也属于人体免疫系统的第一道防线，守护着人体的健康。

　　比如鼻腔黏膜中的腺细胞能分泌黏液，这些黏液不仅能粘住偷偷进入鼻腔的微生物，还含有杀菌物质，病原体可能会丧命于此，不仅如此，那些黏液形成的鼻涕还会带着可怜的微生物尸体一起排出体外。

　　同样，呼吸道黏膜上的纤毛也具有清扫异物（包括病毒、细菌等）的作用。

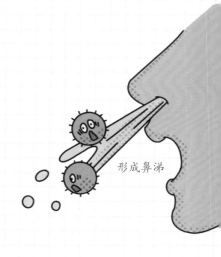

形成鼻涕

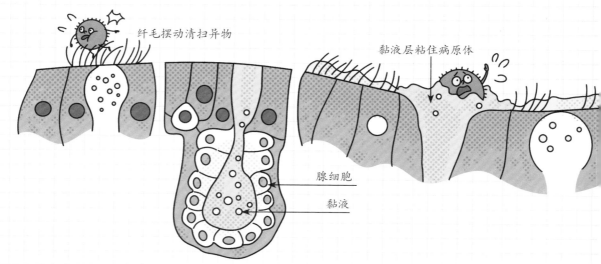

纤毛摆动清扫异物

黏液层粘住病原体

腺细胞

黏液

皮肤和黏膜组合在一起后，就像一张功能强大的保护膜，把人体与充满各种病原体的外界环境给严严实实地隔离开来，成为了自然界赋予人类的防菌屏障。

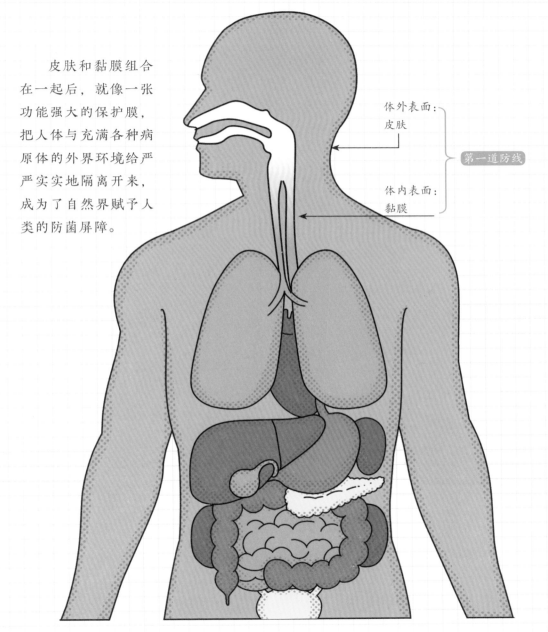

体外表面：
皮肤

第一道防线

体内表面：
黏膜

入侵皮肤

虽然皮肤和黏膜可以把人体整个包裹保护起来，但薄薄的皮肤不如爬行动物的骨板坚固耐磨，体毛的退化也让人类的皮肤更容易被伤害。

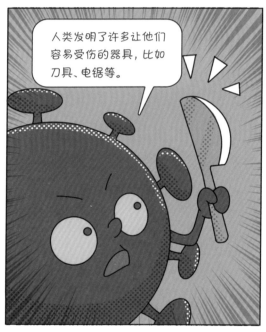

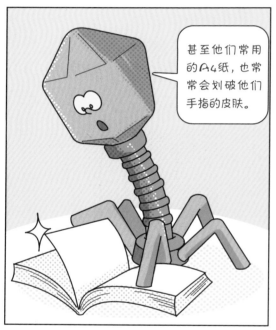

乘虚而入的重要契机

皮肤一旦破损，犹如城墙打开了城门，随时待命的病原体就能立刻乘虚而入引起感染。

如果不小心割破手指，应该怎么处理伤口？

你应该尽快告诉家长和老师，找医生处理伤口。如果伤口不大，出血不多，伤口也比较干净的话，可以用无痛碘酊消毒伤口及其周围皮肤，待干后再用消毒纱布或者创可贴覆盖包扎。

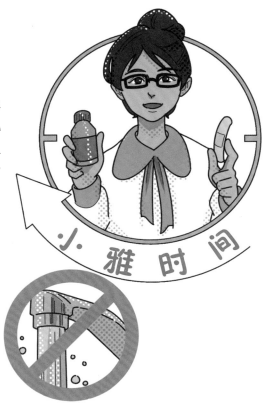

小雅时间

伤口的注意事项

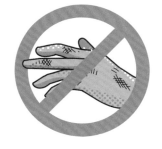

1. 不能用手或脏物触摸伤口

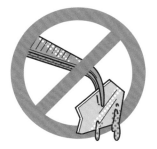

3. 谨慎取出伤口内异物

2. 不宜用自来水冲洗伤口

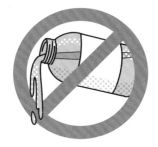

4. 伤口消毒选择合适的消毒剂

水也可能很危险

伤口沾水对人类来说是一个非常危险的行为。

首先，人们日常生活所用的水中含有大量细菌。即使把水烧开，也没有将水中的微生物全部杀死，而只是将它们的数量控制在不易诱发人类疾病的范围而已。所以，这对那些已经失去第一道防线（皮肤或黏膜）的伤口而言，感染的概率还是比较大的。

其次，伤口在康复阶段需要干燥的环境，以便于皮肤更快结痂。潮湿的伤口更适于细菌生长，进而引起伤口感染。

一旦新鲜的伤口碰到了水，首先应该用无菌纱布把伤口的水擦拭干净，然后再用碘伏棉球进行彻底的消毒，重新进行无菌包扎。

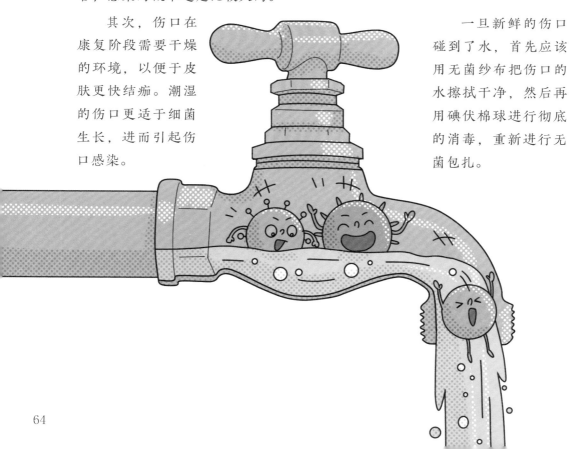

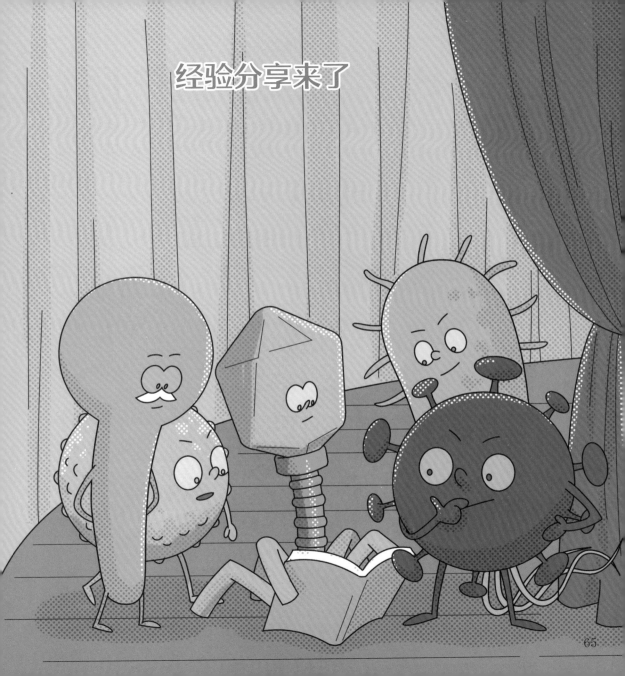

大名鼎鼎的破伤风

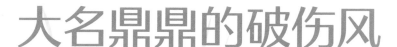

当人类的皮肤受到刺伤或切割伤而形成伤口后，就是病原微生物乘虚而入的好时机了。当然并不是每一种病原微生物都有能力造成人体感染，这当中的危险分子要数破伤风梭菌了！它若成功入侵，不仅会让人体有截肢的风险甚至可能让他们丧命。

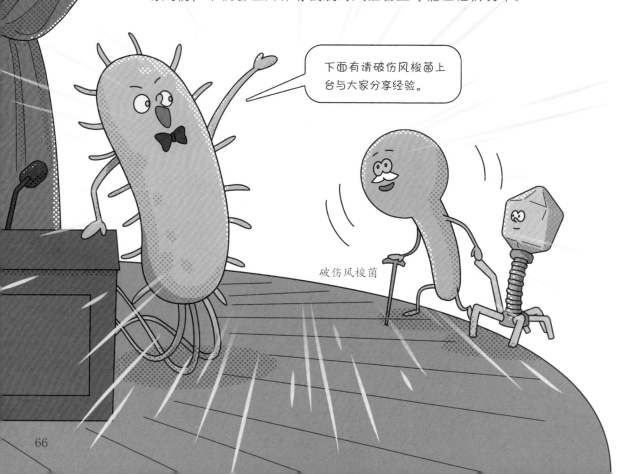

下面有请破伤风梭菌上台与大家分享经验。

破伤风梭菌

细菌休眠体有多强大

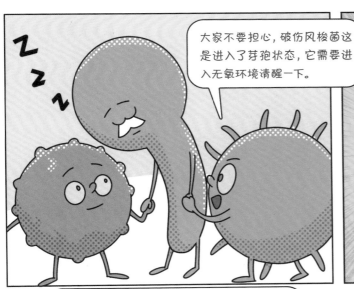

大家不要担心，破伤风梭菌这是进入了芽孢状态，它需要进入无氧环境清醒一下。

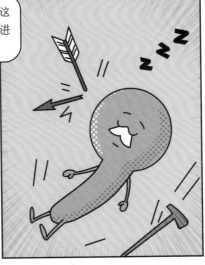

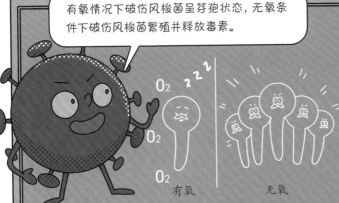

有氧情况下破伤风梭菌呈芽孢状态，无氧条件下破伤风梭菌繁殖并释放毒素。

O₂

O₂

O₂

有氧　　　无氧

芽孢是某些细菌生活到一定阶段，形成的对不良环境条件（比如缺乏营养）具有较强抗性的休眠体。芽孢的生存能力非常强，它们能抵抗高温、紫外线、电离辐射以及多种化学物质的灭杀。等到条件适宜时，芽孢就能重新成为一个个活跃的细菌。

破伤风梭菌

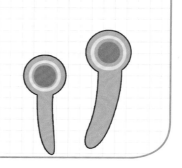

【分　　类】细菌界
【大　　小】宽0.5～1.7微米，长2.1～18.1微米
【形　　状】芽孢呈球拍状
【特　　征】无荚膜，有芽孢，周身鞭毛
【入侵方式】伤口感染
【感染症状】破伤风

　　破伤风梭菌的芽孢广泛存在于大自然，以及人和动物的肠道中。它们特别喜欢灰尘、泥土和粪便。在土壤中它们可以存活数十年之久，在煮沸的水中待个四五十分钟也无所谓——这生存力也太强大了！

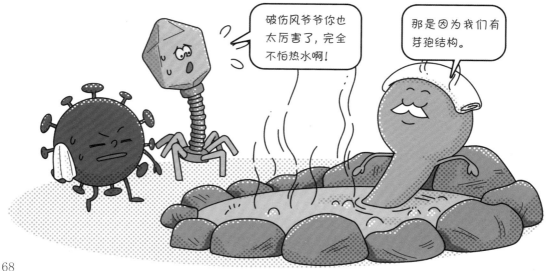

破伤风爷爷你也太厉害了，完全不怕热水啊！

那是因为我们有芽孢结构。

最毒的毒素之一

破伤风梭菌的芽孢会混在泥土或其他物品中，趁皮肤破损时入侵人体，引起破伤风。

但是感染破伤风还有一个重要的致病因素，就是伤口要形成一个厌氧微环境，比如：伤口窄而深（如刺伤）；或者创伤坏死组织多，造成局部组织缺血缺氧。

在缺氧感染的情况下，破伤风梭菌的芽孢就会复苏并繁殖，然后释放破伤风毒素。破伤风毒素是目前医学上发现的最毒的毒素之一。1克破伤风毒素，差不多有一颗花生米大小，就能够毒死600万人。

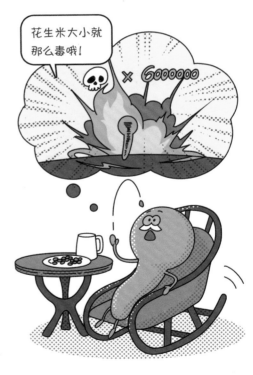

花生米大小就那么毒哦！

× 6000000

感染破伤风是非常可怕的！

破伤风毒素会影响人体的中枢神经系统，造成全身骨骼肌持续性的强直和痉挛。

这会让肌肉只能强烈收缩，无法舒张，造成肌肉的断裂，甚至导致骨折。

最严重时会引起喉痉挛、窒息，让被感染者无法呼吸，窒息而亡。

感染破伤风会导致患者出现牙关紧闭、面露苦笑、脖子硬、腹部像一块硬板、角弓反张等情况。

居高不下的致死率

即使到了现代，人类依然很难治疗破伤风，破伤风梭菌一旦入侵成功，还是能造成30%~50%的致死率。但现在人类发明了疫苗，这就让破伤风梭菌的入侵难上加难。

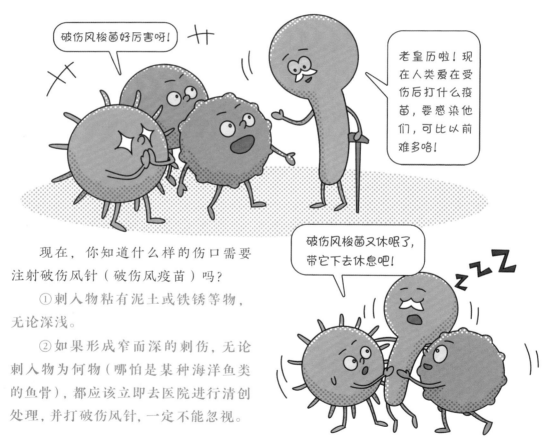

现在，你知道什么样的伤口需要注射破伤风针（破伤风疫苗）吗？

①刺入物粘有泥土或铁锈等物，无论深浅。

②如果形成窄而深的刺伤，无论刺入物为何物（哪怕是某种海洋鱼类的鱼骨），都应该立即去医院进行清创处理，并打破伤风针，一定不能忽视。

甲沟炎也是入侵结果

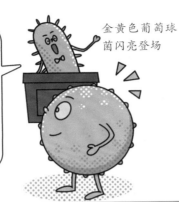

破伤风梭菌虽然厉害，但氧气一来它就只能休眠，不管它了。接下来，有请在人体分布最广的细菌之一，金黄色葡萄球菌来介绍一下它们的入侵过程和结果! 欢迎!!!

金黄色葡萄球菌闪亮登场

除了一些不可控因素导致皮肤出现损伤外，有时候人类的一些不良习惯也会在特定位置造成细菌或真菌对人类的感染，比如甲沟炎。

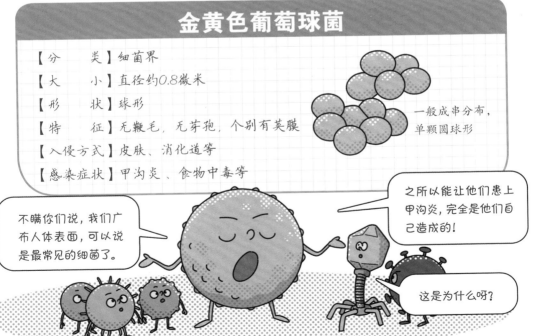

金黄色葡萄球菌

【分　　类】细菌界
【大　　小】直径约0.8微米
【形　　状】球形
【特　　征】无鞭毛，无芽孢，个别有荚膜
【入侵方式】皮肤、消化道等
【感染症状】甲沟炎、食物中毒等

一般成串分布，单颗圆球形

之所以能让他们患上甲沟炎，完全是他们自己造成的!

不瞒你们说，我们广布人体表面，可以说是最常见的细菌了。

这是为什么呀?

人类愚蠢行为①

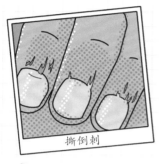
撕倒刺

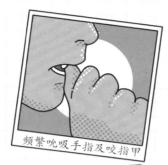
频繁吮吸手指及咬指甲

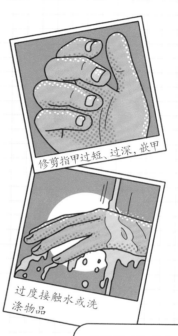
修剪指甲过短、过深，嵌甲

感谢他们用愚蠢来帮助我们顺利入侵！

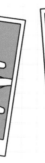
经常美甲

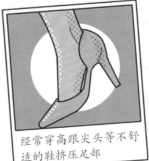
经常穿高跟尖头等不舒适的鞋挤压足部

过度接触水或洗涤物品

　　上面这些行为会导致人类正常的皮肤屏障被破坏，这相当于帮助金黄色葡萄球菌等病原体突破了人体的第一道防线，成功入侵引发感染。甲沟炎的临床表现为手足指甲周围组织红、肿、热、痛，严重时会化脓。

　　人类要重视并预防甲沟炎，不仅要早发现早治疗，还要纠正不良的生活习惯，注意指甲的清洁卫生等。

我们可以造成念珠菌性甲沟炎，表现为甲沟红肿。

我们主要引起化脓性甲沟炎。

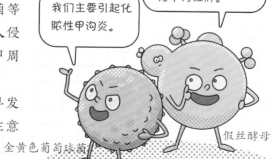
金黄色葡萄球菌　　　　假丝酵母菌

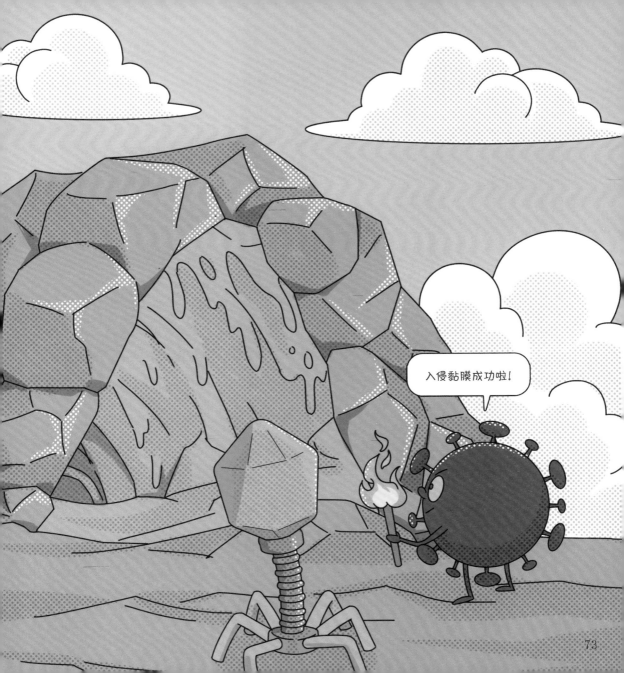

另一个入侵好时机

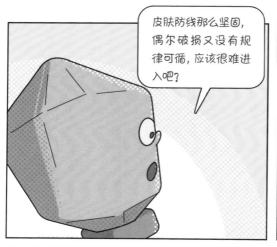

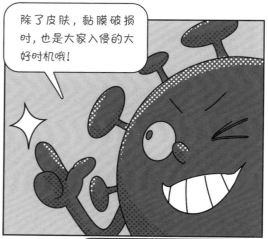

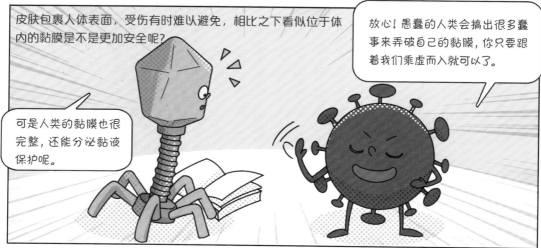

人类愚蠢行为②

你知道吗？挖鼻子以及糟糕的饮食习惯等都可能会造成黏膜破损，影响人体健康。

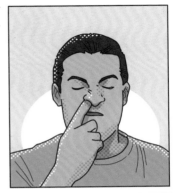

1. 挖鼻子

鼻黏膜怕干、怕挖。鼻黏膜喜欢湿润的环境，而挖鼻子这个人类常见的小动作不仅会破坏鼻黏膜屏障，还会损坏毛细血管，导致鼻子出血。这些都可能造成鼻部的细菌感染。

人类对策：可以使用生理盐水或无菌水冲洗，也可以用棉签蘸取清水后清洁鼻腔；在气候干燥的秋冬季节，要多喝水来补充体内所需水分。

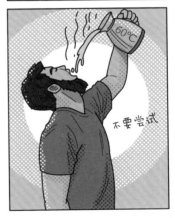

2. 吃烫食

口腔黏膜怕烫、怕脏。俗话说"心急吃不了热豆腐"，人类能够承受的最高温度大约是50℃。过烫的食物容易破坏口腔黏膜，经常吃还可能造成黏膜脱落及口腔溃疡（口腔黏膜破损），黏膜恢复也需要比较长的时间。

同时，口腔中的细菌大多对人类有害，食物残渣是它们的饕餮美食，会帮助它们迅速繁殖，损害人体健康。

人类对策：不吃过烫的食物，每天早晚要认真刷牙，定期做口腔检查。

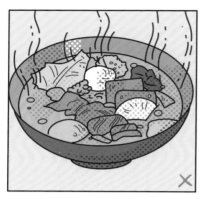

3. 抽烟、喝烈酒

食管黏膜也怕烫、怕长期吸烟、怕饮烈性酒。长期吃热烫食物、食物过硬而咀嚼不细等自毁行为，都容易导致黏膜受损，甚至引发食管癌。

比如经常吃火锅、麻辣烫等特别烫的食物，不仅会损伤口腔黏膜，还会灼伤食管黏膜。如果黏膜长期反复被热食刺激破坏，会难以愈合，甚至引发食管癌。

人类对策：不抽烟酗酒，不吃过烫的食物，即使吃火锅也要放凉了再吃。

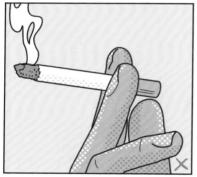

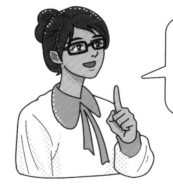

不良饮食习惯使中国成为世界上食管癌高发地区之一，平均每年病死约15万人。

4. 吃饭不规律，胡吃海塞

胃肠黏膜怕撑、怕不规律。胃的内部是强酸环境，当胃黏膜受损时，胃液就会腐蚀到胃壁黏膜层，导致胃溃疡等问题。

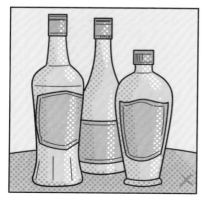

胃液的分泌是有规律的，如果吃饭时间不规律，或吃了上顿不吃下顿，胃液分泌时没有食物消化就有可能造成胃黏膜破损。

肠黏膜的作用是阻止细菌、毒素等进入血液，它很害怕主人胡吃海塞。因为吃得太多时，胃和十二指肠可能无法完全消化那些食物，导致大量剩余的食物一下子进入到后面的肠道，破坏肠黏膜。

人类对策：饮食要有规律也要适量，不要吃太撑也不要太饿。

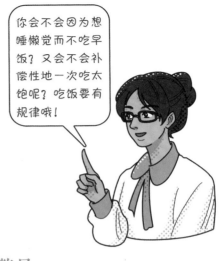

你会不会因为想睡懒觉而不吃早饭？又会不会补偿性地一次吃太饱呢？吃饭要有规律哦！

5. 不喝水，乱憋尿

膀胱黏膜怕渴、怕憋尿。膀胱是一个储尿器官，膀胱黏膜直接与尿液接触，若饮水过少，尿液中有害物质的浓度升高，就会伤害膀胱黏膜。

另外，如果有尿意却不及时排尿，膀胱过于膨胀，也可能损伤膀胱黏膜。

人类对策：多喝水，有尿意及时上厕所，不要憋尿。

打完这盘再去厕所！

你是否会因为专注玩游戏，或者嫌外面的厕所不干净而长时间憋尿呢？

唯一的例外

人类的皮肤和黏膜上到处有病原微生物驻扎，比如在口腔中就有数不清的微生物，如果人类不认真刷牙，这些微生物产生的酸性物质就可能成功破坏人类的牙齿。而有一个地方却让大部分的病原微生物望而生怯，那就是胃黏膜。

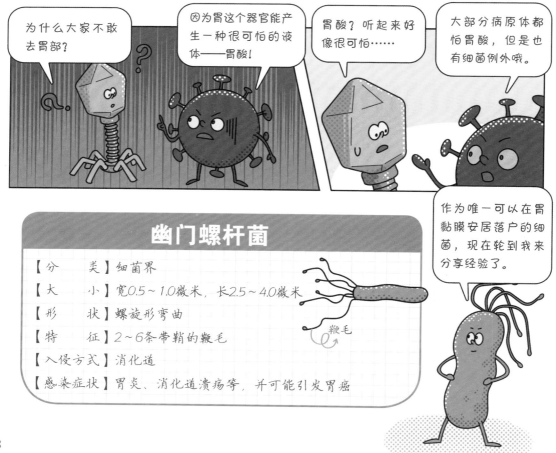

为什么大家不敢去胃部？

因为胃这个器官能产生一种很可怕的液体——胃酸！

胃酸？听起来好像很可怕……

大部分病原体都怕胃酸，但是也有细菌例外哦。

作为唯一可以在胃黏膜安居落户的细菌，现在轮到我来分享经验了。

幽门螺杆菌

【分　　类】细菌界
【大　　小】宽0.5～1.0微米，长2.5～4.0微米
【形　　状】螺旋形弯曲
【特　　征】2～6条带鞘的鞭毛
【入侵方式】消化道
【感染症状】胃炎、消化道溃疡等，并可能引发胃癌

鞭毛

胃酸的侵蚀有多可怕

　　胃是贮存和消化食物的器官，位于人体的左上腹。胃连接肠道的部分称幽门，那里就是幽门螺杆菌喜欢聚集的部位。胃壁黏膜中分布着大量的胃腺，可以分泌胃液。胃液具有很强的侵蚀作用。所以胃黏膜就很重要，它们可以保护胃本身免受胃酸的侵蚀。

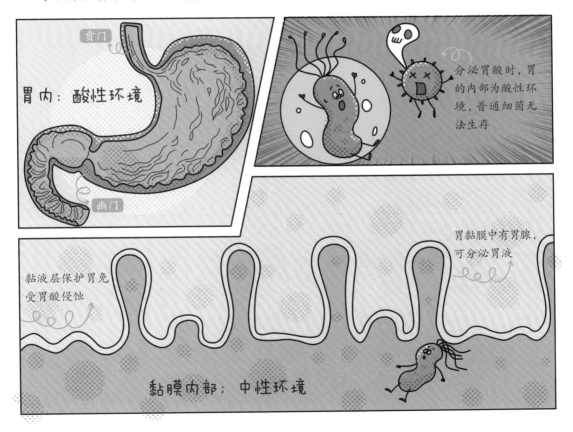

贲门

胃内：酸性环境

幽门

分泌胃酸时，胃的内部为酸性环境，普通细菌无法生存

胃黏膜中有胃腺，可分泌胃液

黏液层保护胃免受胃酸侵蚀

黏膜内部：中性环境

神奇的"魔法保护泡"

　　幽门螺杆菌混在食物里进入胃部后，会产生碱性的"氨云"保护层。这个保护层就像魔法保护泡，来保护幽门螺杆菌抵抗胃酸的伤害。

　　幽门螺杆菌仗着"魔法云"的保护快速通过胃腔的酸性环境，穿透黏液层和黏膜层，到达黏膜内部的中性环境中。接着就会在胃壁的黏膜内部生长繁殖，损害胃黏膜，造成胃溃疡。

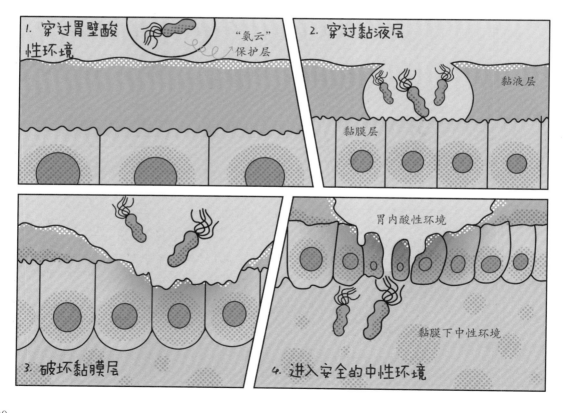

除了胃，口腔中的幽门螺杆菌同样不可忽视。它们不仅会引起口臭，还能源源不断地往胃中输送致病大军，所以要及时检查清除。

幽门螺杆菌的检测方法主要有：

1. 抽血采样检测，检测血清中幽门螺杆菌的抗体水平。

2. 胃镜采样检测，在做胃镜活检采样时一起做显微镜检查。

3. 呼气采样检测，这种检测灵敏度高，患者无痛苦，是目前最受人们欢迎的一种检测幽门螺杆菌的方法。

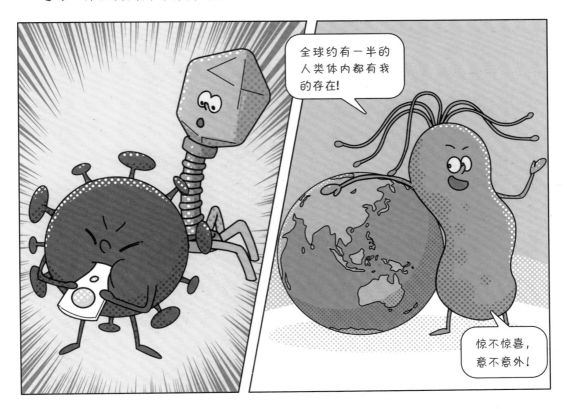

火锅就安全吗

　　为什么会有那么多人携带幽门螺杆菌呢？尤其是在中国。其实这与我们的饮食习惯有着直接的关系，带有口水的筷子在夹食物时就会造成幽门螺杆菌的传播。

　　所以与他人一起用餐时，一定要使用公筷！

　　那么，吃火锅，用高温烫食，是不是就可以对抗幽门螺杆菌了呢？

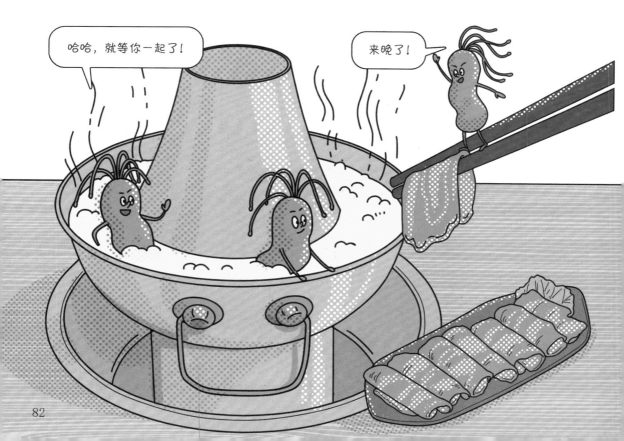

事实上，有些幽门螺杆菌可以耐受120℃的高温，吃火锅时，即使在最沸腾的时候烫菜也未必能杀死全部的幽门螺杆菌！

所以为了安全，还是需要使用公筷夹菜。

人类自保指南

沸水无法杀尽幽门螺杆菌，人类如要自保，需要遵循以下指南：

1. 注意碗筷清洁，用过的碗筷要用高温洗涮；

2. 共同进餐时使用公筷夹菜；

3. 共同进餐时尽量实行分餐制。

这些措施不仅会避免筷子与食物之间的交叉，还能减少唾液带来的交叉感染，有效降低疾病传染的概率。

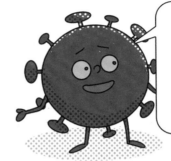

> 很多人聚餐都不爱用公筷，更不爱分餐，因为他们觉得太麻烦，也不够热闹！

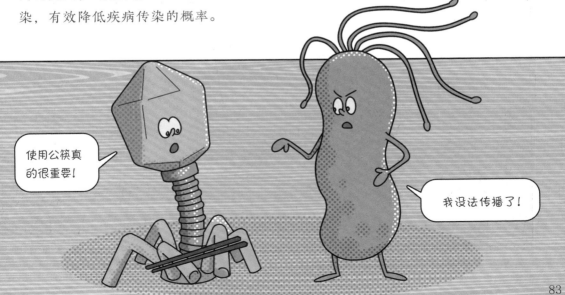

> 使用公筷真的很重要！

> 我没法传播了！

幽门螺杆菌与诺贝尔奖

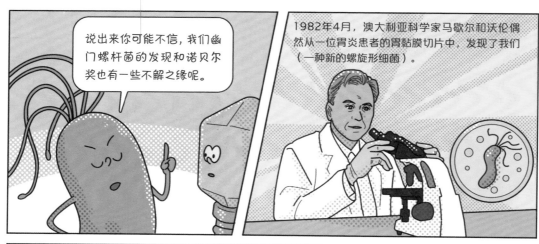

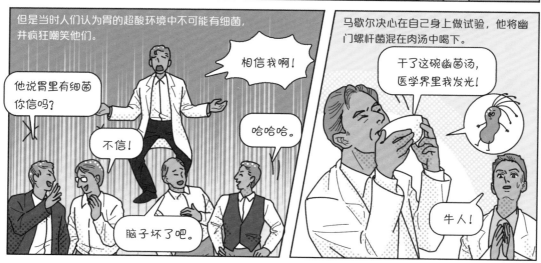

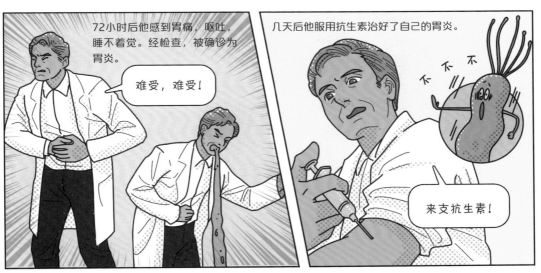

72小时后他感到胃痛，呕吐，睡不着觉。经检查，被确诊为胃炎。

难受，难受！

几天后他服用抗生素治好了自己的胃炎。

不 不 不

来支抗生素！

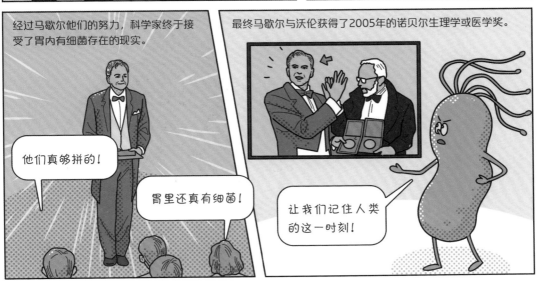

经过马歇尔他们的努力，科学家终于接受了胃内有细菌存在的现实。

他们真够拼的！

胃里还真有细菌！

最终马歇尔与沃伦获得了2005年的诺贝尔生理学或医学奖。

让我们记住人类的这一时刻！

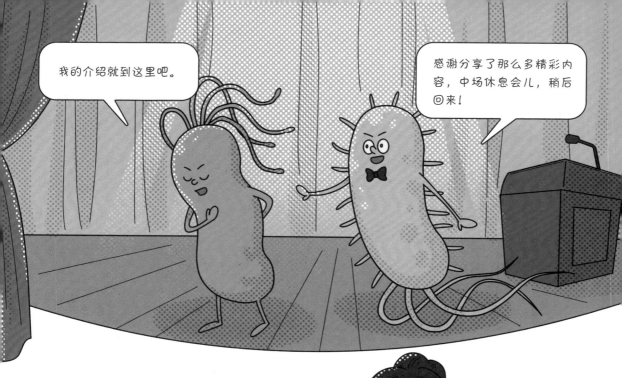

为了更好地预防微生物疾病，加固人体的第一道防线。日常生活中人类还能做些什么呢？

答案

不要乱服药物，不滥用抗生素，由正规药店或医院开具处方药。（千万别乱吃药）

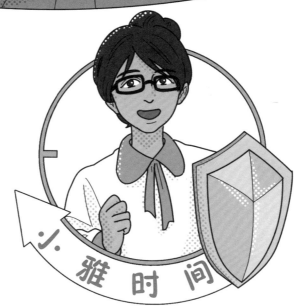

小雅时间

七步洗手法

常言说"病从口入"，其实手部的清洁才最值得关注，它们是病菌与口之间的"运输工具"。

经常洗手是很好的卫生习惯，尤其是饭前便后更必不可少。

正确的洗手应遵循以下七个步骤：

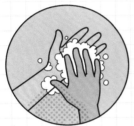

1. **内** 掌心相对，并拢互搓

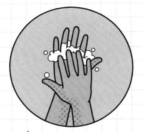

2. **外** 手心对手背，指缝互搓

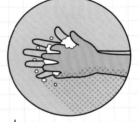

3. **夹** 掌心相对，指缝互搓

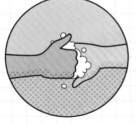

4. **弓** 双手指相扣，互搓

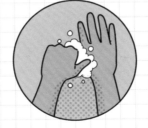

5. **大** 握大拇指，旋转搓

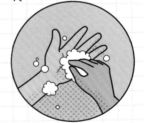

6. **立** 五指尖并拢于掌心旋转搓

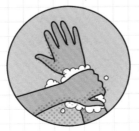

7. **腕** 螺旋式搓手腕

健康小贴士

1. 巴氏灭菌法：用适当的温度和时间处理食物，可以消灭其中大部分微生物。

2. 公共卫生事业的发展不仅让环境更干净，也可以帮助人类消灭部分传染病，比如用疫苗消灭了天花。

3. 人体的第一道防线是皮肤和黏膜，皮肤和黏膜的完整性帮助我们抵挡病原体入侵。

4. 皮肤破损时可以用碘酊消毒后包扎，伤口不可沾水。

5. 如果被粘有泥土或铁锈等的物体刺伤，无论深浅，都应该立即去医院进行清创处理，并打破伤风针。

6. 过度修剪、啃咬指甲，撕倒刺，经常美甲等不良行为习惯都有可能造成甲沟炎。

7. 挖鼻子会损害鼻腔黏膜，清洁鼻腔可以使用清水冲洗或棉签蘸清水。

8. 吃太烫的食物有可能破坏口腔黏膜造成口腔溃疡。同时也会造成食管黏膜损伤，甚至引发食管癌。

9. 饮食要有规律，不要吃了上顿不吃下顿，也不要吃太饱，这些行为容易破坏胃肠黏膜。

10. 不要憋尿，以免损害膀胱黏膜。

11. 幽门螺杆菌会导致胃炎甚至引发胃癌，使用公筷和分餐等方式可以有效避免幽门螺杆菌传染。

12. 七步洗手法让双手更清洁。

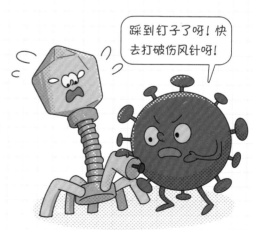

踩到钉子了呀！快去打破伤风针呀！

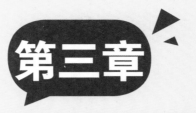

第三章
新朋友的作战计划

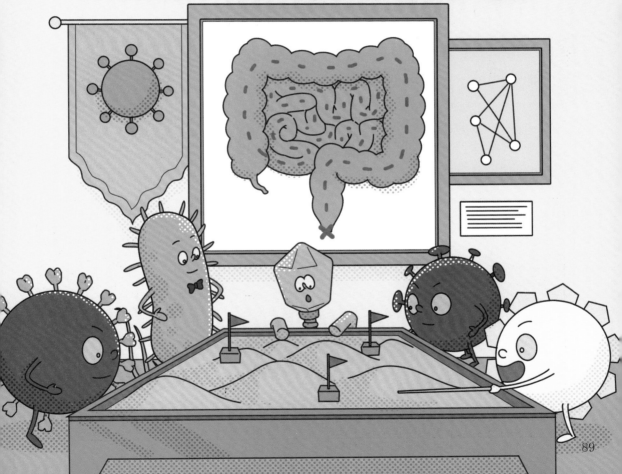

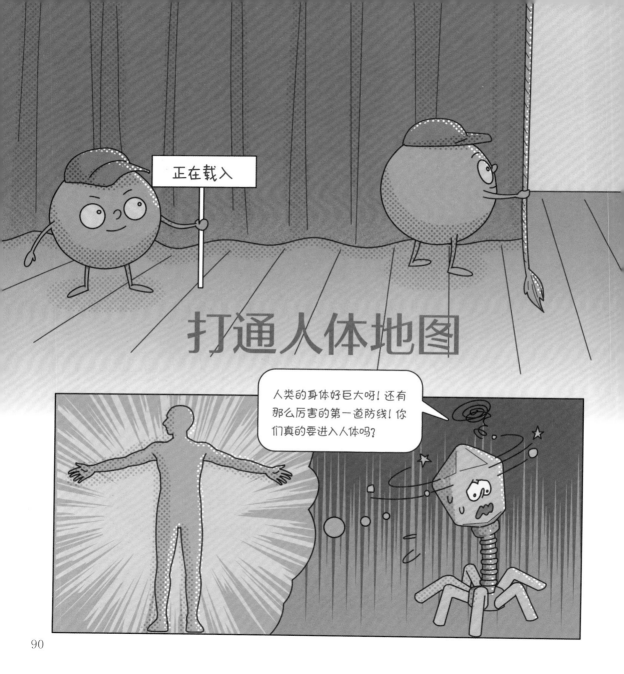

打通人体地图

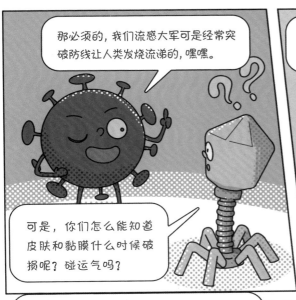

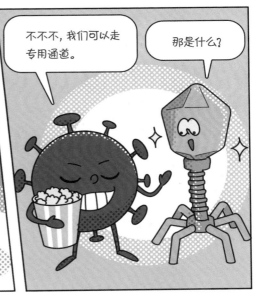

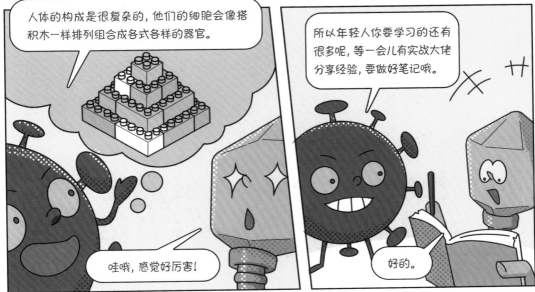

入侵人体需要大学问

想要入侵人类的身体，首先要对人体内部结构有所了解。

人体的结构可以分为细胞、组织、器官、系统、人体五个层次。如果要了解它们之间的关系，可以用人类的"学校"来类比：

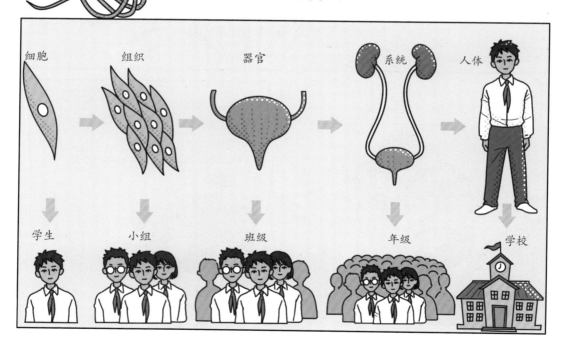

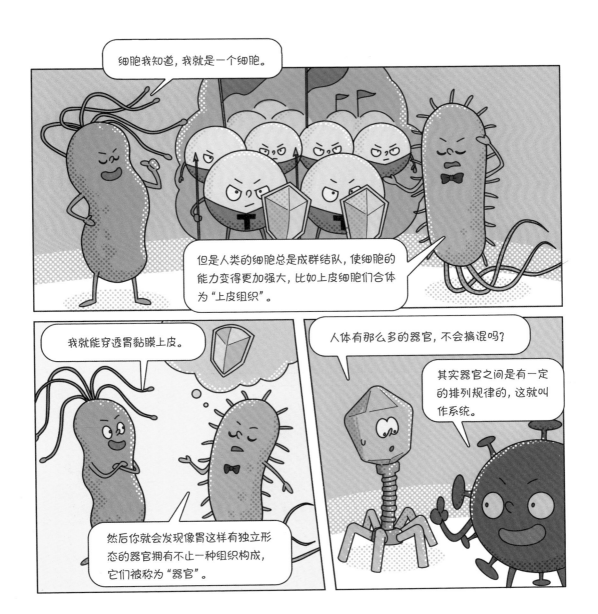

人类的主要系统

运动系统

支持、运动躯体，保护内脏

骨骼

肌肉

循环系统

运输氧气、营养，代谢废物等

心脏

血管

神经系统

调控生理活动

脑

脊髓

神经

内分泌系统

产生激素，调节生理活动

垂体

甲状腺

肾上腺

胰岛

性腺

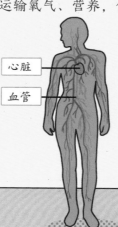

看，器官之间会按一定的次序组合在一起构成系统哦。

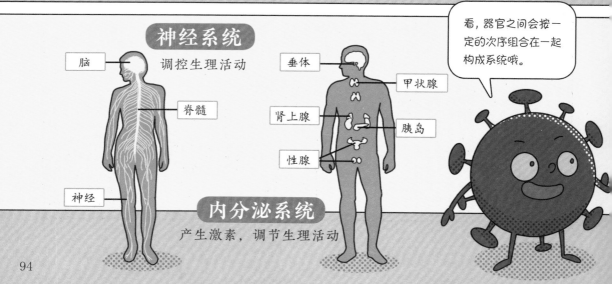

呼吸系统

吸入氧气，排出二氧化碳

- 鼻、咽
- 气管
- 喉
- 肺

消化系统

消化食物，吸收营养

- 口、咽
- 食管
- 消化腺
- 大肠
- 胃
- 小肠

泌尿系统

排出代谢废物

- 肾
- 尿道
- 输尿管
- 膀胱

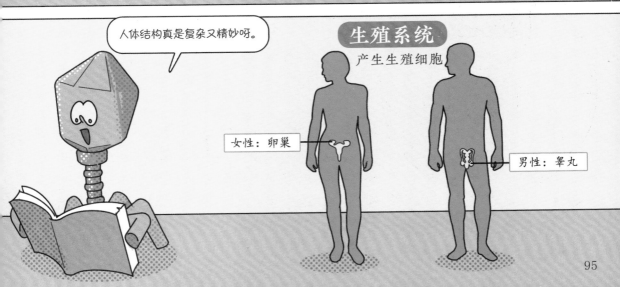

人体结构真是复杂又精妙呀。

生殖系统

产生生殖细胞

女性：卵巢

男性：睾丸

进攻

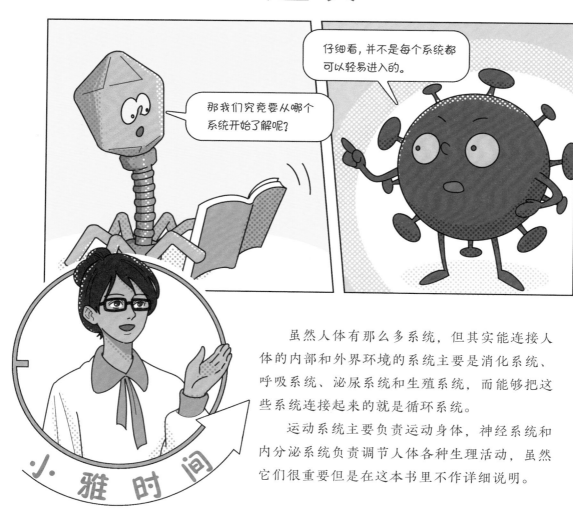

虽然人体有那么多系统，但其实能连接人体的内部和外界环境的系统主要是消化系统、呼吸系统、泌尿系统和生殖系统，而能够把这些系统连接起来的就是循环系统。

运动系统主要负责运动身体，神经系统和内分泌系统负责调节人体各种生理活动，虽然它们很重要但是在这本书里不作详细说明。

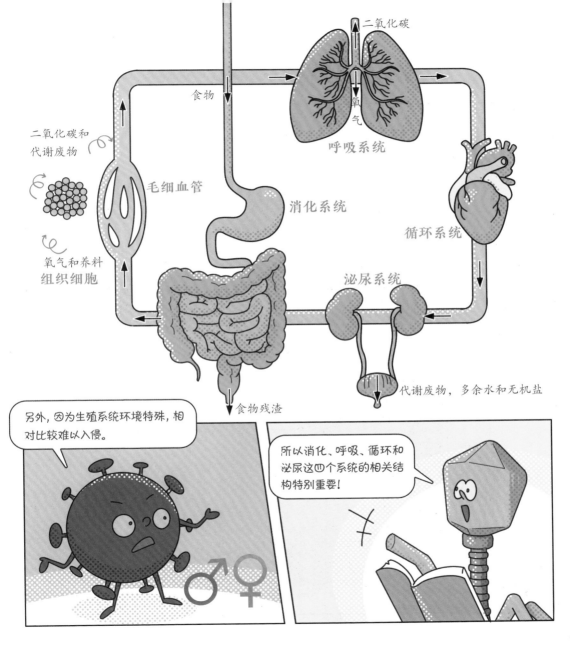

是的，就让我们这些入侵菌团的精英们带你认识并打通这四大系统。

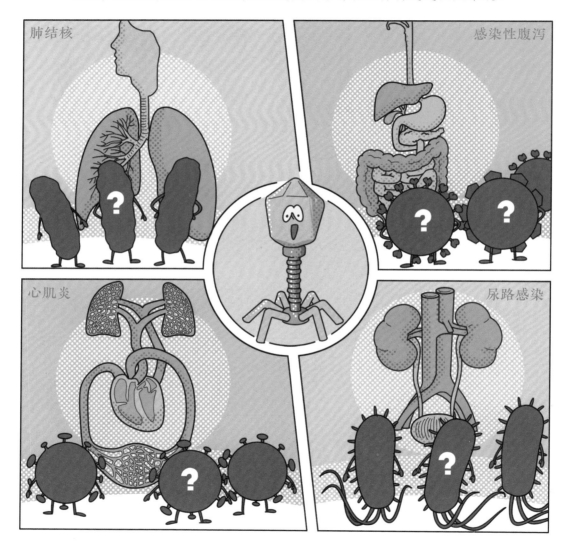

消化系统——病从口入

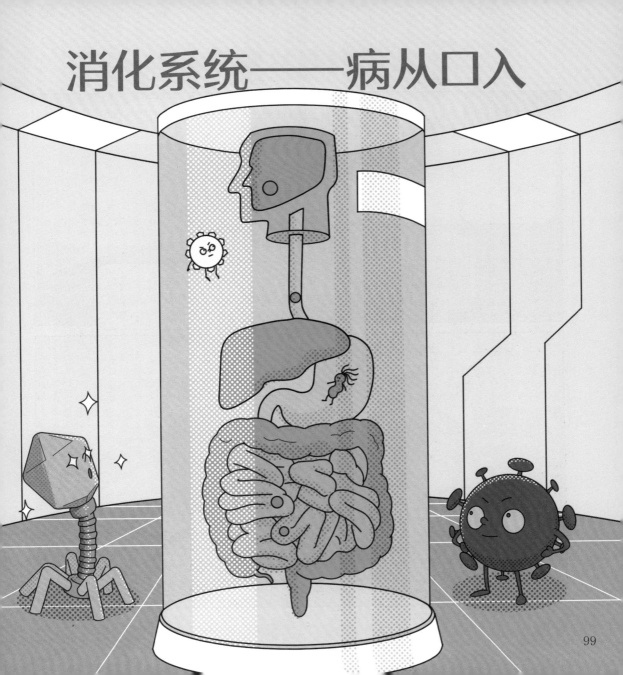

黑白双煞来了

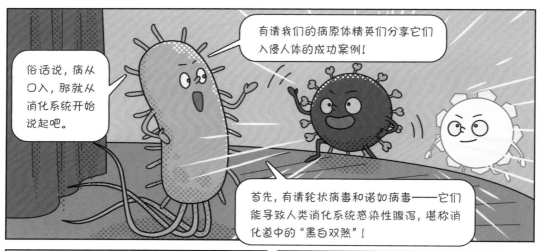

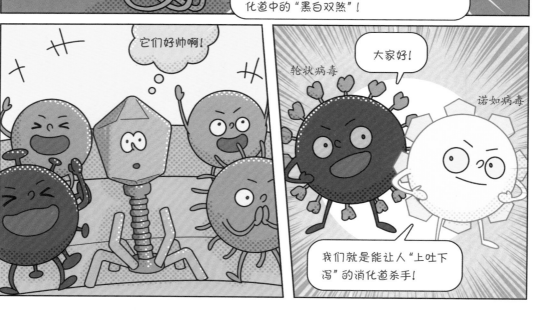

在全球范围内，6个月到2岁大小的婴幼儿患上病毒性胃肠炎的最重要的致病因素，就是轮状病毒感染。

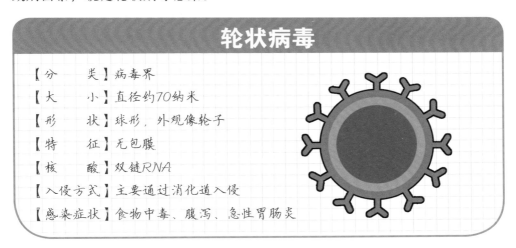

轮状病毒

【分　　类】病毒界
【大　　小】直径约70纳米
【形　　状】球形，外观像轮子
【特　　征】无包膜
【核　　酸】双链RNA
【入侵方式】主要通过消化道入侵
【感染症状】食物中毒、腹泻、急性胃肠炎

在全球范围内，引起人类急性胃肠炎暴发的一种最常见的病毒，是诺如病毒。

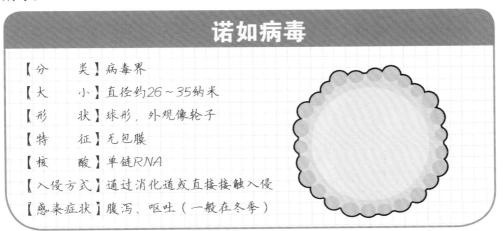

诺如病毒

【分　　类】病毒界
【大　　小】直径约26～35纳米
【形　　状】球形，外观像轮子
【特　　征】无包膜
【核　　酸】单链RNA
【入侵方式】通过消化道或直接接触入侵
【感染症状】腹泻、呕吐（一般在冬季）

轮状病毒VS诺如病毒

比较内容	轮状病毒	诺如病毒
主要技能	秋季腹泻	冬季呕吐
主要攻击效果	蛋花样水便	呕吐重，腹泻轻
主力战斗时长	2天出现症状 持久战，3~8天	12~48小时出现症状 闪电战，3天后缓解
致病剂量	至少约100个病毒	最少18个病毒
入侵方式	粪口传播等	粪口传播等
主要进攻对象及进攻方式	3岁以下婴幼儿居多（3~35个月）；成人通常无症状也可引起腹泻	男女不忌，老少通吃，儿童呕吐为主，成人腹泻为主，伴随发热腹痛，反复症状
人类的针对性武器研发情况	有疫苗，重复感染病情减轻	变异速度快，没有疫苗，难防，多次感染

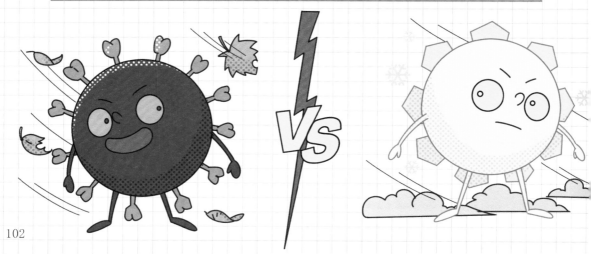

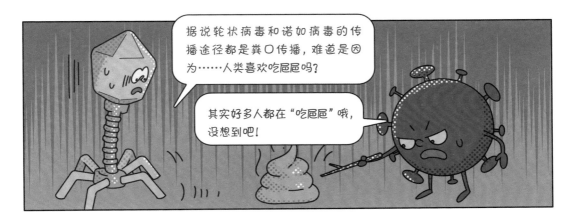

粪口传播是指大便里的病原微生物通过口鼻感染人体的过程。

一般情况下，确实不会有人直接吃大便，但如果有人上完厕所后没有把手洗干净就去触摸嘴部，或直接用手拿东西吃可能会被感染。

新手父母更要特别注意自己的手部清洁，否则就很有可能"把别人的病毒带给自己孩子"，或是"把孩子的病毒喂给自己"。

另外，干燥了的呕吐物和排泄物会随风飘散，不好好处理的话也会传播疾病哦！

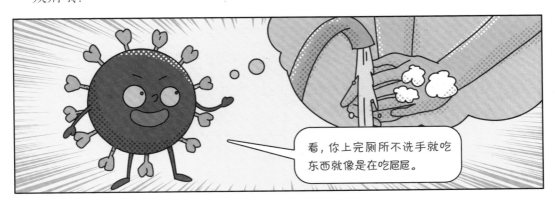

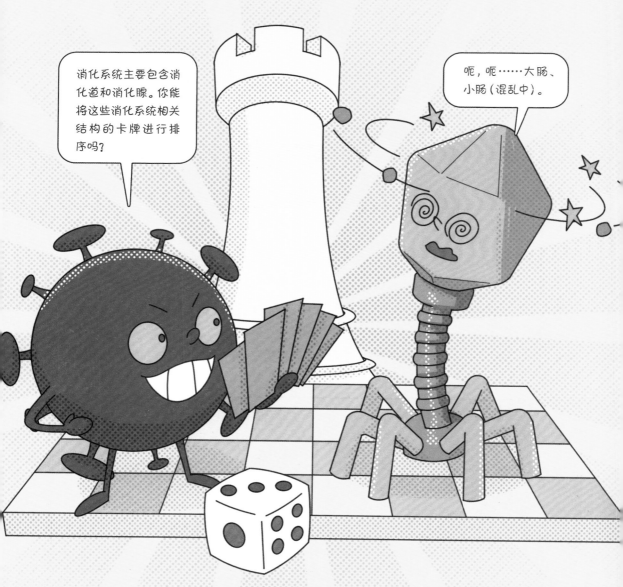

清清楚楚的入侵路线

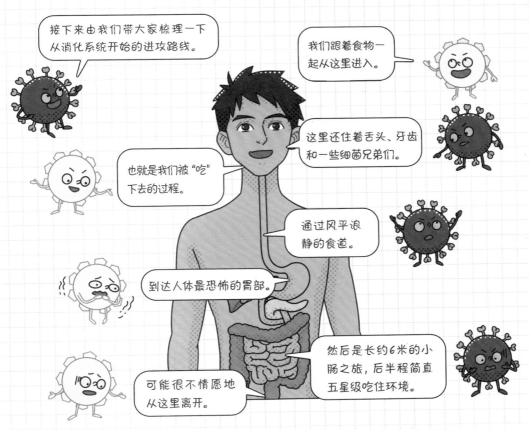

人体每日的食物中含有丰富的营养成分。这些营养成分必须先在消化道中被逐步分解成较小的分子，才能被人体吸收和利用。这个分解过程就是"消化"，而小分子的营养被摄取的过程就是"吸收"，病原体就是混在食物中借着消化和吸收过程来入侵身体的。

口腔——进攻起点

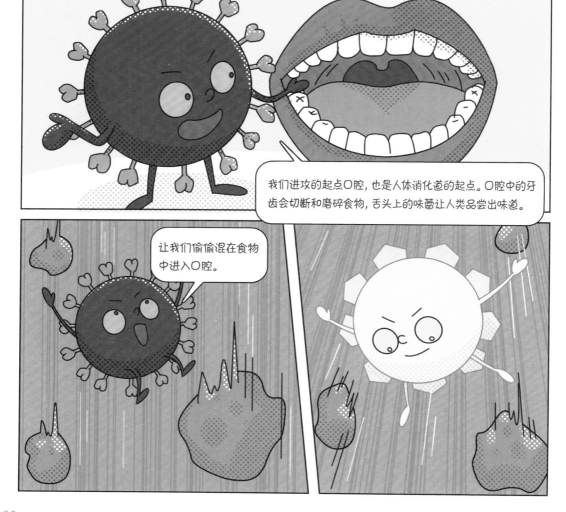

我们进攻的起点口腔, 也是人体消化道的起点。口腔中的牙齿会切断和磨碎食物, 舌头上的味蕾让人类品尝出味道。

让我们偷偷混在食物中进入口腔。

住在牙缝中的小伙伴

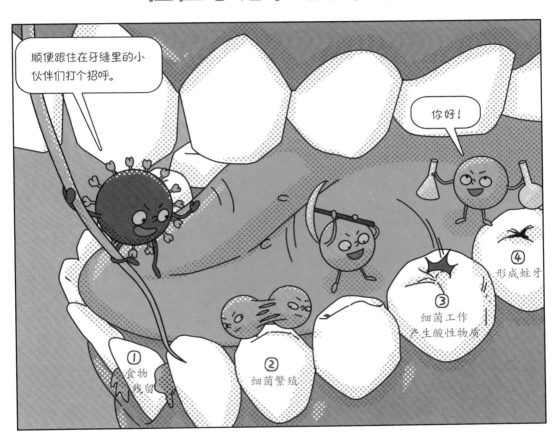

蛀牙全过程

不刷牙—残留食物—细菌增加—酸性增加—牙釉质磨损

唾液——第一道关卡

唾液是一种无色且稀薄的液体，俗称"口水"，由唾液腺分泌。

一个成年人每日会分泌1000～1500毫升的唾液。

唾液具有润滑口腔黏膜、溶解食物和帮助人类吞咽的作用，还含有淀粉酶等物质，来帮助消化食物。

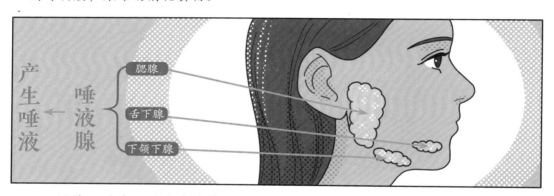

另外，唾液里还含有溶菌酶等物质，具有一定的杀菌作用，许多动物在受伤的时候会舔舐伤口，可以消毒伤口，但这些杀菌物质的浓度较低，并不能代替药物消毒。

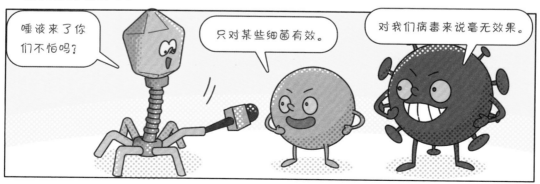

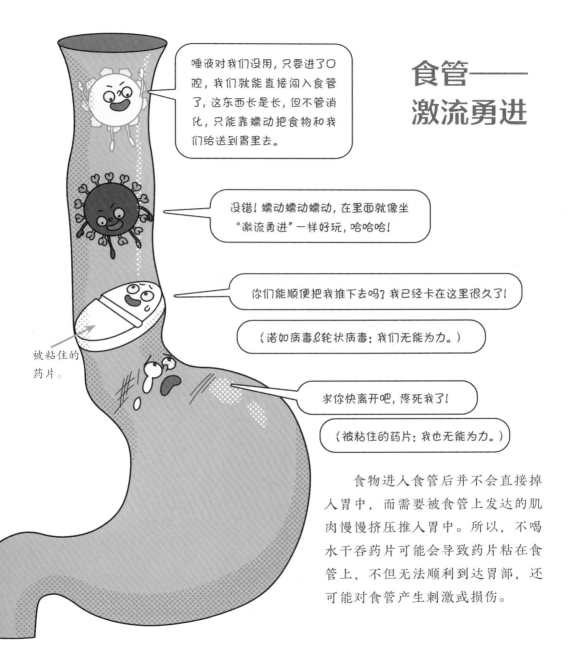

食管——
激流勇进

被粘住的
药片。

食物进入食管后并不会直接掉入胃中，而需要被食管上发达的肌肉慢慢挤压推入胃中。所以，不喝水干吞药片可能会导致药片粘在食管上，不但无法顺利到达胃部，还可能对食管产生刺激或损伤。

胃液炼狱来了

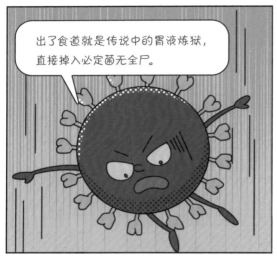

出了食道就是传说中的胃液炼狱，直接掉入必定菌无全尸。

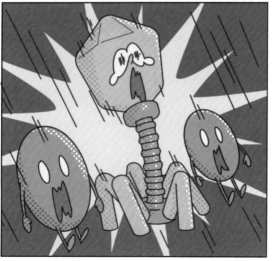

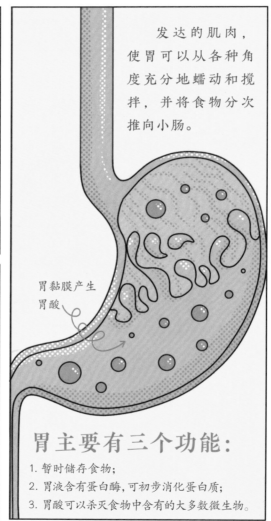

发达的肌肉，使胃可以从各种角度充分地蠕动和搅拌，并将食物分次推向小肠。

胃黏膜产生胃酸

胃主要有三个功能：

1. 暂时储存食物；
2. 胃液含有蛋白酶，可初步消化蛋白质；
3. 胃酸可以杀灭食物中含有的大多数微生物。

胃酸——这时候撤来得及么

胃酸不仅能消化食物，还会消灭大部分微生物！

某些病毒会躲在食团里而得以存活，但如果咀嚼越充分，食团越小，食团的保护性就越低，如此一来消化道里面的微生物（如轮状病毒和诺如病毒）也就更难存活下来了。

大食团受胃酸影响小，病原体躲过一劫。

小食团受胃酸影响大，病原体死亡。

胃酸太可怕了，要不你们别入侵了？

怕什么，混在食物里就可以，我们还要进军肠道呢！

胃酸分泌

黏膜

胃黏膜

肌层

111

压力与胃疼

　　有些同学一遇到考试就感到胃疼，有些成年人工作压力大时也时常会肠胃不舒服——这是怎么回事呢？

　　当人的精神压力大时，可能会引起胃酸分泌过多，进而导致胃溃疡和胃痛。

　　当精神压力消失后，胃酸分泌等也随之会恢复正常，所以也就不会再感到胃疼了。

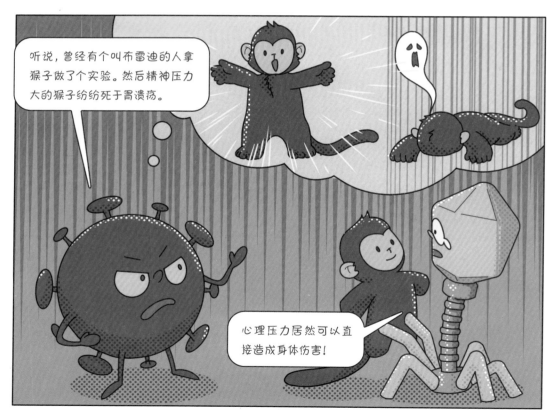

十二指肠——繁忙的十字路口

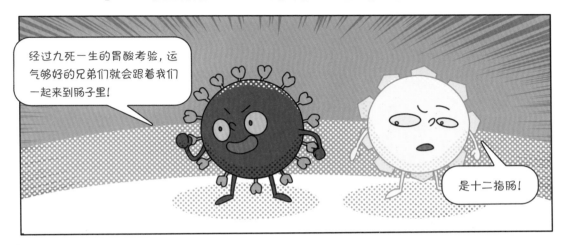

十二指肠是小肠中最特别的一段，整体上呈"C"形，长度相当于人类十二根手指横向并列的宽度，大约是25厘米，由此得名。

十二指肠与胃相通，很容易受到胃酸的影响。同时它还与胆总管及胰管相通，接收胆汁和胰液（消化液）。它就像一个繁忙的十字路口，来来往往着各种重要的消化液，是一个十分重要的消化器官。

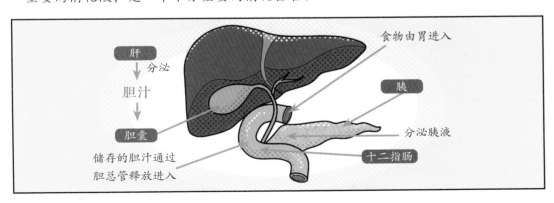

肝脏——最大的消化腺

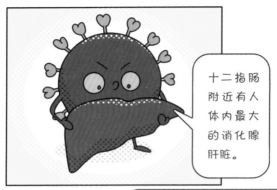

肝脏位于人体的右上腹，是一个"重量级"的器官。

肝脏的颜色呈红褐色，内部血管丰富。作为人体最大的消化腺，肝脏能分泌帮助消化脂肪的胆汁。它也是人体重要的代谢和解毒器官，就像是住在身体里的医生。

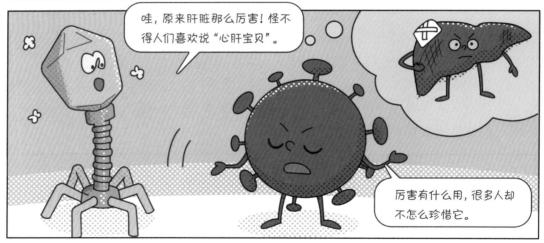

不良饮食习惯，比如酗酒以及高脂高糖等不健康的饮食都会给肝脏造成很大的负担，继而引发酒精性肝炎、脂肪肝、肝硬化等病变，最后还可能会转变为肝癌。

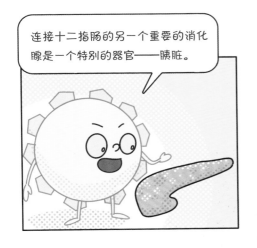

连接十二指肠的另一个重要的消化腺是一个特别的器官——胰脏。

胰脏能分泌重要的消化液，也就是胰液；还能产生调节血糖浓度的激素——胰岛素和胰高血糖素，如果胰岛素分泌不足就可能引发糖尿病。

作为消化液，胰液中含有各种消化酶，多达数十种，能够将大分子的碳水化合物、蛋白质和脂肪等营养物质分解为小分子的葡萄糖、氨基酸、甘油和脂肪酸。

有趣的是，胰液与胃酸正好相反，呈弱碱性，所以可以中和胃酸，保护小肠黏膜。

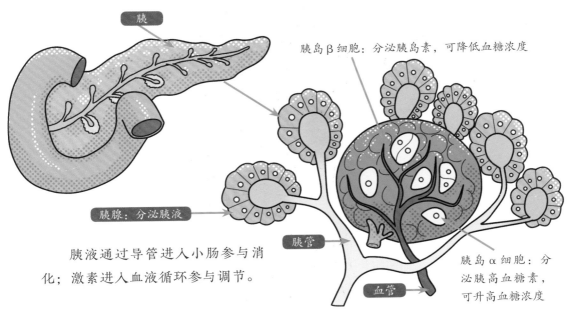

胰

胰岛β细胞：分泌胰岛素，可降低血糖浓度

胰腺：分泌胰液

胰管

血管

胰岛α细胞：分泌胰高血糖素，可升高血糖浓度

胰液通过导管进入小肠参与消化；激素进入血液循环参与调节。

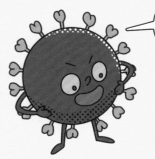

来都来了，那就顺便总结下消化的过程吧。

通过消化的过程，大分子物质如淀粉、蛋白质和脂肪会分解成了小分子物质，最终通过小肠绒毛被吸收。

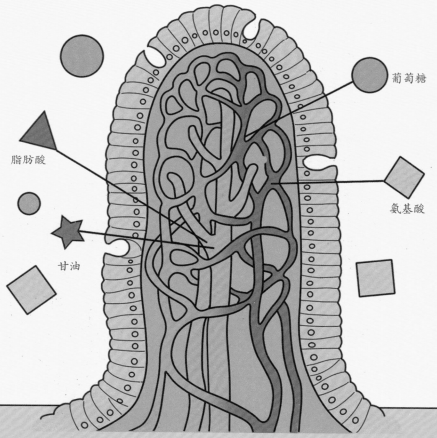

葡萄糖

脂肪酸

氨基酸

甘油

小肠绒毛

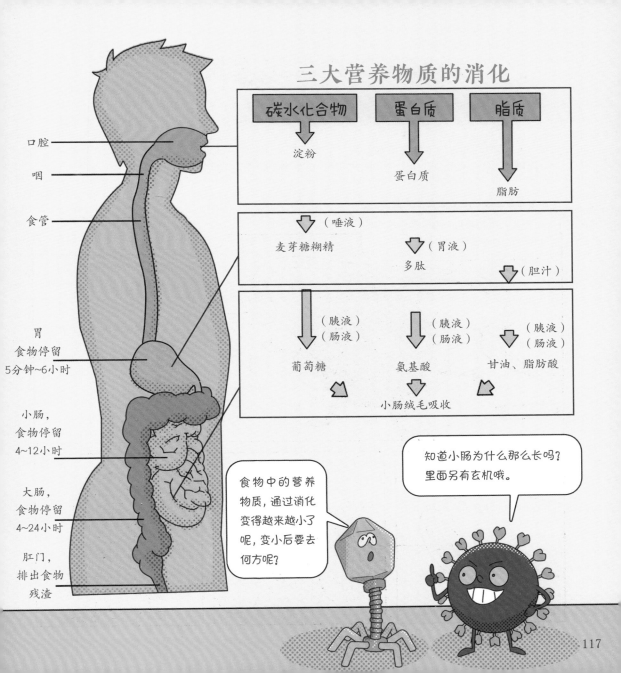

三大营养物质的消化

口腔

咽

食管

胃
食物停留
5分钟~6小时

小肠,
食物停留
4~12小时

大肠,
食物停留
4~24小时

肛门,
排出食物
残渣

碳水化合物	蛋白质	脂质
↓	↓	↓
淀粉	蛋白质	脂肪

⇩（唾液）
麦芽糖糊精　　　　⇩（胃液）
　　　　多肽　　　　⇩（胆汁）

（胰液）　　　　（胰液）　　　　（胰液）
（肠液）　　　　（肠液）　　　　（肠液）
葡萄糖　　　　氨基酸　　　　甘油、脂肪酸
　　　⇧　　⇩　　⇧
　　　小肠绒毛吸收

食物中的营养物质，通过消化变得越来越小了呢，变小后要去何方呢？

知道小肠为什么那么长吗？里面另有玄机哦。

小肠——真是场漫长的旅程

　　进入到小肠内的营养物质，进一步消化后会被吸收，小肠内侧面有很多环形皱襞（bì），在这些皱襞上还有很多绒毛状的细小突起，这些就是小肠绒毛了。皱襞和绒毛大大增加了小肠吸收营养物质的表面积。

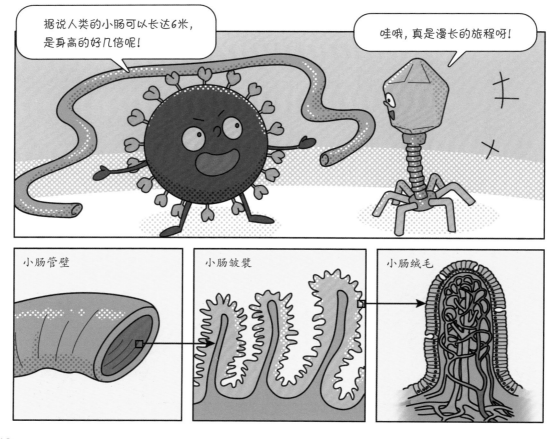

入侵成果——腹泻

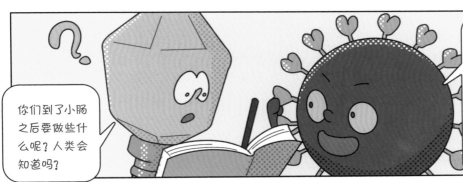

你们到了小肠之后要做些什么呢？人类会知道吗？

那必须搞出动静来，不枉我们到此一游！比如让他们拉拉肚子什么的都是家常便饭。

吸收快速

正常的小肠绒毛

细胞脱落，吸收减弱

病变后的小肠绒毛

引起水和电解质紊乱

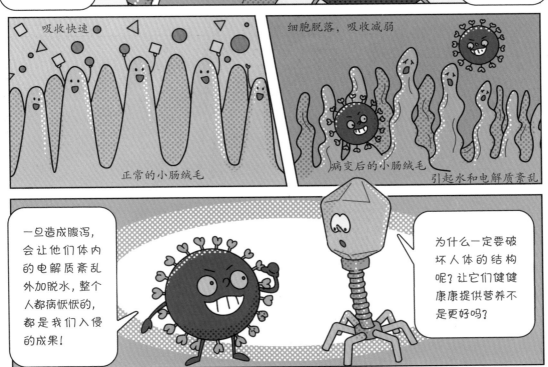

一旦造成腹泻，会让他们体内的电解质紊乱外加脱水，整个人都病恹恹的，都是我们入侵的成果！

为什么一定要破坏人体的结构呢？让它们健康康康提供营养不是更好吗？

大肠与肛门——是终点也是起点

消化系统的最后一站是大肠和肛门，是形成和排出粪便的部位。

食物经过胃和小肠后会变得像稀粥一样黏稠，食物中的主要营养成分会被小肠吸收，而无法被消化吸收的食物残渣在进入大肠后还会被进一步吸收水分，让它们变为软硬适中的粪便，粪便中一般会有25%～75%的水分。

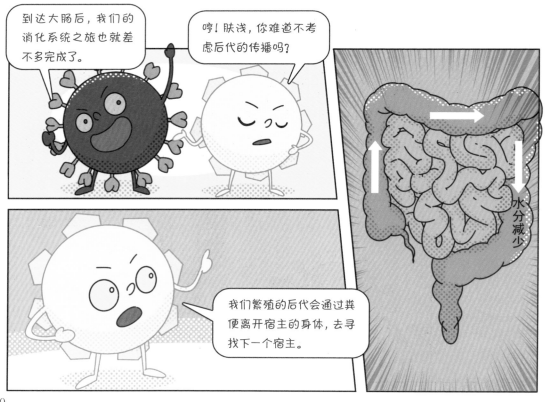

便秘了怎么办

健康人：每日排便1～2次或1～2日排便1次。

便秘者：每周排便少于3次，而且排便费力，粪质硬结、量少。

导致便秘的最主要因素是不良的生活习惯：

1. 喜欢吃低渣精细的食物，饮食结构单一，缺粗纤维；

2. 没有养成排便习惯，忽视正常的便意；

3. 活动量减少，缺少运动性刺激以推动粪便的运动。

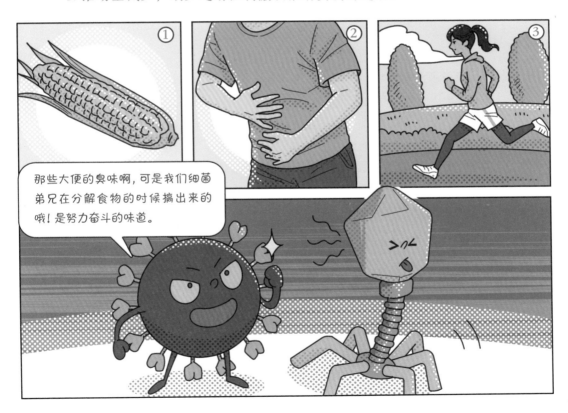

那些大便的臭味啊，可是我们细菌弟兄在分解食物的时候搞出来的哦！是努力奋斗的味道。

幼儿杀手——手足口病

除了上吐下泻的肠道疾病，夏秋季节还有一种容易在低龄儿童中发生的传染病——手足口病。手足口病也是由肠道病毒引起的传染病，可引发此病的肠道病毒多达20多种，其中以肠道病毒71型最为常见。

肠道病毒71型

【分　　类】病毒界
【大　　小】20～30纳米
【形　　状】正二十面体
【特　　征】无包膜
【核　　酸】单股RNA
【入侵方式】通过消化道、呼吸道或直接接触入侵
【感染症状】手足口病

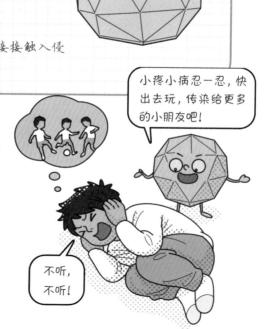

小疼小病忍一忍，快出去玩，传染给更多的小朋友吧！

不听，不听！

手足口病多发生于5岁以下儿童，传染性很强，表现为：口痛，厌食，低热，手、足、口腔等部位出现小疱疹或小溃疡，多数患儿一周左右自愈，少数患儿会患上心肌炎、肺水肿、无菌性脑膜炎、脑炎等并发症甚至死亡。

因为目前缺乏有效治疗药物，所以一经发现及时隔离是最有效的措施。

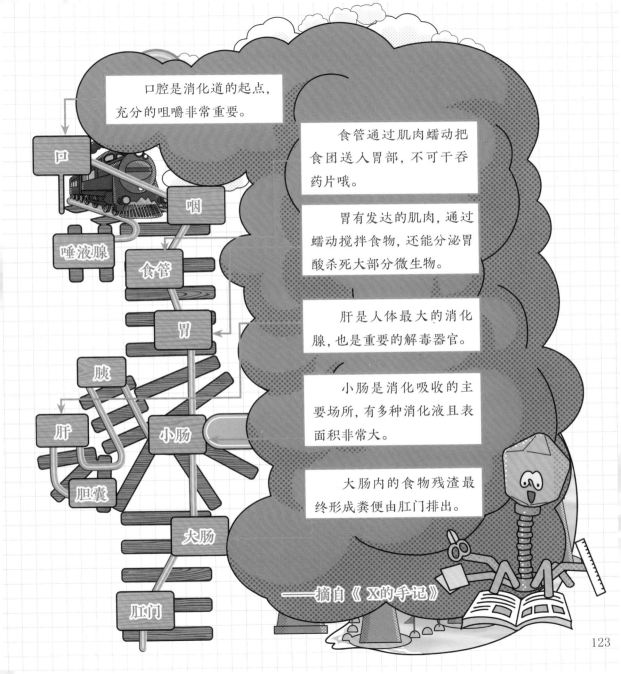

口腔是消化道的起点，充分的咀嚼非常重要。

食管通过肌肉蠕动把食团送入胃部，不可干吞药片哦。

胃有发达的肌肉，通过蠕动搅拌食物，还能分泌胃酸杀死大部分微生物。

肝是人体最大的消化腺，也是重要的解毒器官。

小肠是消化吸收的主要场所，有多种消化液且表面积非常大。

大肠内的食物残渣最终形成粪便由肛门排出。

口

咽

唾液腺

食管

胃

胰

肝

小肠

胆囊

大肠

肛门

——摘自《X的手记》

123

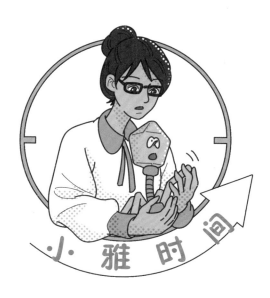

小雅时间

健康贴士

    1. 认真刷牙好处多，每天早晚刷牙至少3分钟以上。餐后漱口可以保持口腔清洁减少食物残留。

    2. 吃饭时尽量充分咀嚼，不要狼吞虎咽。这不仅能减轻胃部消化负担，还能让病原体充分暴露。

    3. 不要干吞药片，要依照药品说明书正确服药，最好以温水送服，以免药片卡在食管引起食管炎症。

    4. 不要多吃辛辣生冷食物，它们容易刺激消化道，引起不适。

    5. 不要酗酒，过多的酒精会造成肝脏负担，引发肝硬化。

    6. 多吃高纤维食物，多运动，防便秘。

    7. 饭前便后勤洗手，注意个人卫生。

呼吸系统——
空气中的危机

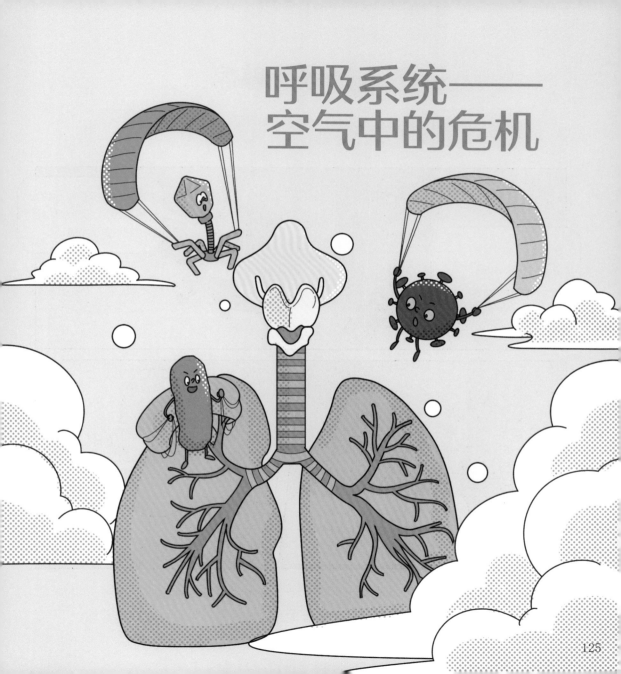

人类致死首席

轮状病毒借由消化道成功入侵人体的案例分享，让病原体们非常兴奋。但是入侵的困难程度还是令大部分病原体望而生怯，尤其是胃酸的超酸性环境。

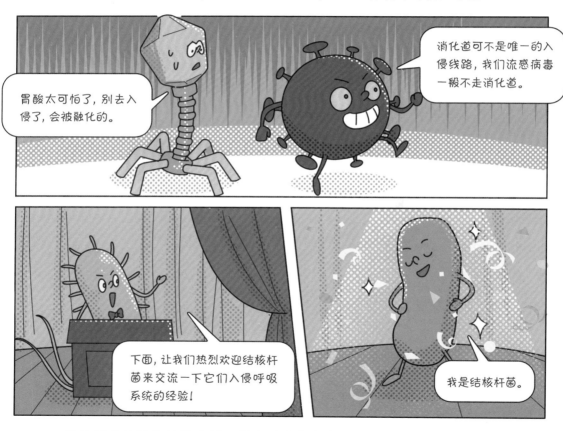

结核杆菌导致的结核病是一种广泛分布在全世界的古老疾病，也是人类细菌感染性疾病致死的首位原因。而它最主要的入侵方式就是通过呼吸系统。

结核杆菌

【分　　类】细菌界
【大　　小】宽约0.4微米，长1～4微米
【特　　征】一种细长略带弯曲的杆菌，无芽孢、无鞭毛
【入侵方式】通过呼吸道入侵
【感染部位】主要是肺部，除毛发之外，可以感染几乎全身所有组织

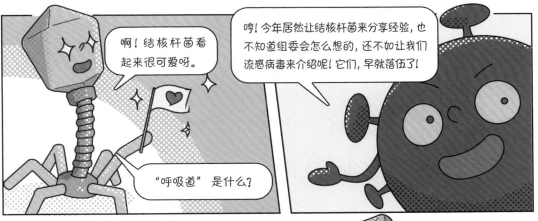

啊！结核杆菌看起来很可爱呀。

哼！今年居然让结核杆菌来分享经验，也不知道组委会怎么想的，还不如让我们流感病毒来介绍呢！它们，早就落伍了！

"呼吸道"是什么？

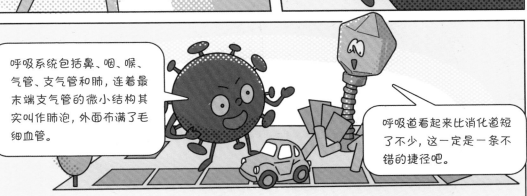

呼吸系统包括鼻、咽、喉、气管、支气管和肺，连着最末端支气管的微小结构其实叫作肺泡，外面布满了毛细血管。

呼吸道看起来比消化道短了不少，这一定是一条不错的捷径吧。

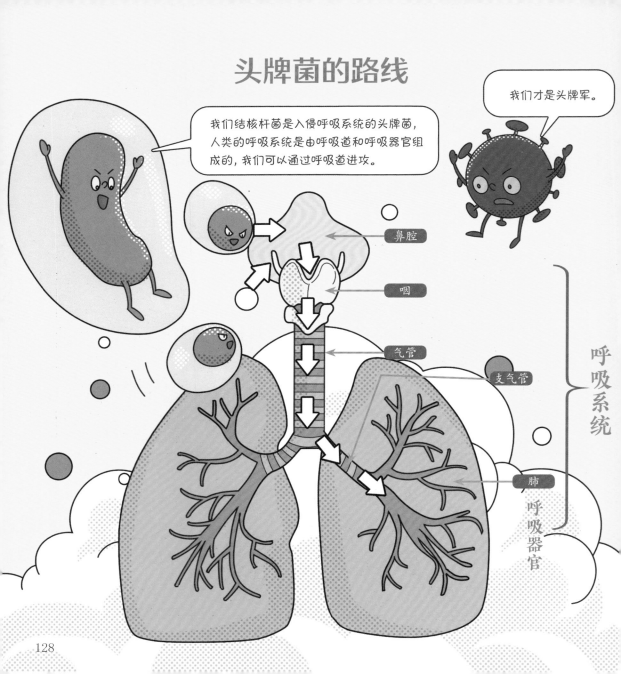

鼻腔——进攻起点

呼吸道虽然不如消化道那么长，但对病原体来说也是一条艰险之路！首先鼻腔中有数以万计的鼻毛，它们可以阻挡空气中的灰尘、细菌等。

较大的异物如小虫进入鼻腔后，人体还会通过喷嚏把它们清除出来。

> 宝宝被黏住了！SOS！！！

> 首先要穿越浓密的"鼻毛森林"，可能会被又粗又长的鼻毛阻挡，能够顺利进入需要足够好的运气！

神秘又恐怖的黏液

健康人鼻腔内侧会频繁地分泌一种神秘的黏液。这种黏液不仅能吸附鼻腔吸入的灰尘和微生物，还拥有抑制和溶解细菌的能力，是重要的健康小卫士，这种黏液形成我们常见的鼻涕。

> 鼻毛好大呀，打在身上是不是很疼？

> 好像很吓人！

> 其实就算它们足够幸运避开了鼻毛攻击，还会遇到更加可怕的神秘黏液！

> 快下来，你比较吓人！

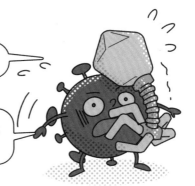

来自人类的帮助

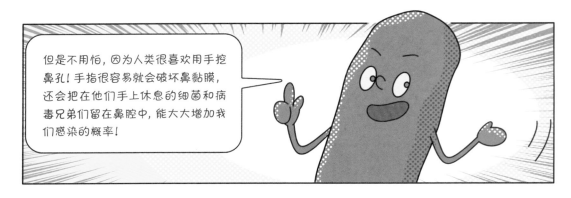

但是不用怕，因为人类很喜欢用手挖鼻孔！手指很容易就会破坏鼻黏膜，还会把在他们手上休息的细菌和病毒兄弟们留在鼻腔中，能大大增加我们感染的概率！

经常挖鼻孔不仅动作不美观，还可能会伤害我们的大脑！

鼻腔连接的部位除了呼吸道还有大脑，经常挖鼻孔容易导致鼻腔内出现炎症，这些炎症不仅可能感染呼吸道，还会蔓延到大脑。

清理鼻屎的正确姿势：用流动清水或者生理盐水进行冲洗，把鼻屎慢慢软化后再轻轻清除，而不是去硬挖鼻孔！

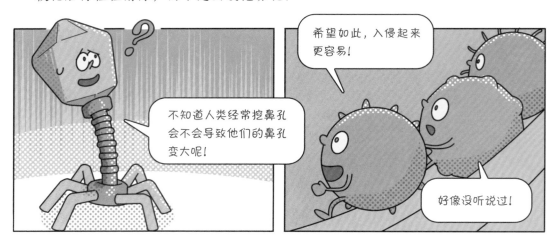

不知道人类经常挖鼻孔会不会导致他们的鼻孔变大呢！

希望如此，入侵起来更容易！

好像没听说过！

用鼻呼吸和用口呼吸的区别

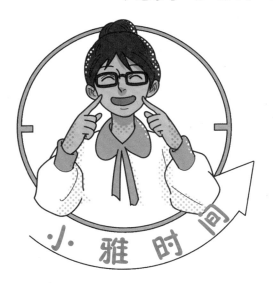

1. 用鼻呼吸可以给吸入的空气加温、加湿等，有利于人体健康。

2. 用口呼吸时，因为空气不通过鼻部，所以鼻部纤毛就不能有效隔离出空气中的灰尘或病菌，导致脏空气直接通过嘴进入人体，容易刺激咽部、气道，造成咳嗽、嗓子疼、慢性咽炎等呼吸系统问题。

3. 长期用口呼吸还有可能造成面部结构的改变，影响牙床和下颌的状态，改变容貌。

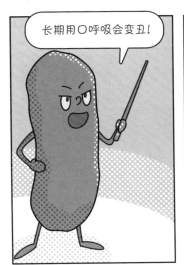

长期用口呼吸会变丑！

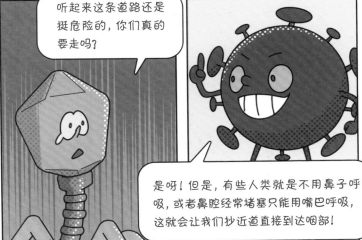

听起来这条道路还是挺危险的，你们真的要走吗？

是呀！但是，有些人类就是不用鼻子呼吸，或者鼻腔经常堵塞只能用嘴巴呼吸，这就会让我们抄近道直接到达咽部！

131

咽——
重要的中转站

"咽"是联系鼻腔与喉腔之间的要道，也是口腔到食管之间的必经之路。也就是说，"咽"既属于"呼吸系统"又属于"消化系统"。

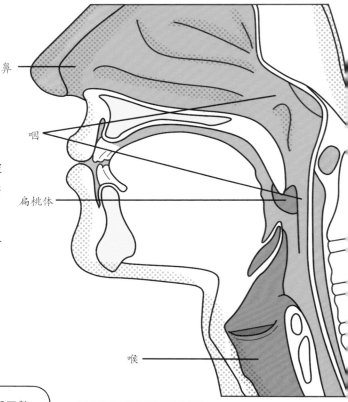

鼻

咽

扁桃体

喉

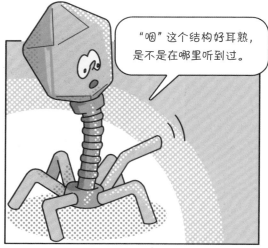

"咽"这个结构好耳熟，是不是在哪里听到过。

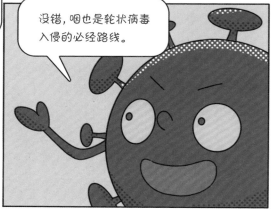

没错，咽也是轮状病毒入侵的必经路线。

扁桃体——"脆弱"的防御门户

在咽部，有一对著名的免疫器官叫"扁桃体"。它们是上呼吸道的主要防御门户，可协助抵御侵入机体的各种致病微生物，对病原体有巨大的威胁力。

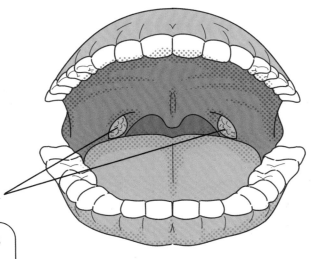

扁桃体

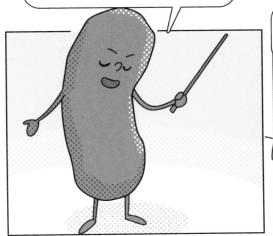

然而，人类总是因为它们特别容易发炎，而打算切除它们。

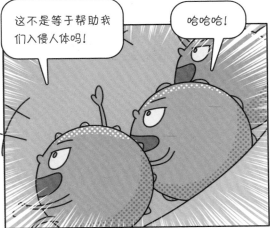

这不是等于帮助我们入侵人体吗！

哈哈哈！

会厌软骨——灵活的开关

咽的下方是喉部，那里是气管的入口，边上就是在消化系统中提到的食管。

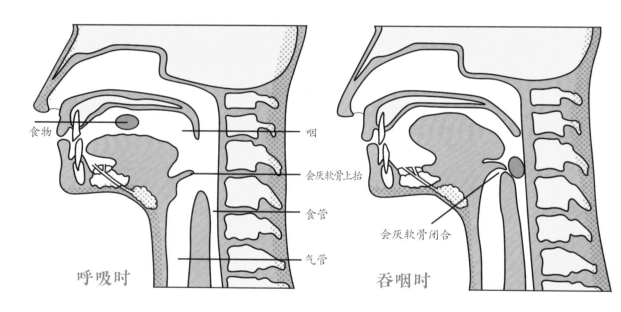

为什么有的人会在吃饭时呛到呢？

因为食管和气管靠得很近，正常情况下会有会厌软骨来把关，不让食物乱窜。呼吸时会厌软骨向上，使喉腔开放；而吞咽食物时，会厌软骨闭合会盖住气管。但是，如果人类在吃饭的时候说话或者喝水喝太快等，会让会厌软骨来不及盖住气管，于是食物和水就有可能进入气管，引起咳嗽甚至窒息。

喉部——奏响胜利的凯歌

喉部的一个标志性结构是喉结，膨大的喉结是人类男性的第二性征之一。青春期以后，由于雄性激素的作用，成年男性的喉结会比女性的更为突出。

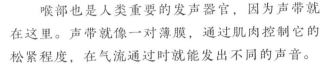

哦……每当我们入侵至喉部之时，仿佛就听到了胜利的凯歌！

喉部也是人类重要的发声器官，因为声带就在这里。声带就像一对薄膜，通过肌肉控制它的松紧程度，在气流通过时就能发出不同的声音。

因为不同的人，声带的形状、厚薄不同，所以，不同人的音色也各不相同。

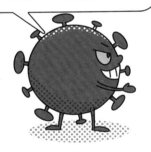

我们流感病毒只要进入喉部，就算初步入侵成功了，所以人类在感冒初期会感到喉咙痛——都是我们干的！

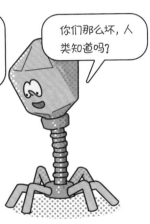

你们那么坏，人类知道吗？

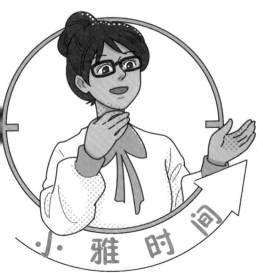

说话的时候用手摸着喉部，你感受到振动了吗？没错，声音的产生就是因为振动。

那么，我们在说话或是唱歌的时候，是吸气还是呼气的状态呢？试一试，你能一边吸气一边说话或是唱歌吗？

小雅时间

135

气管——危机四伏的丛林

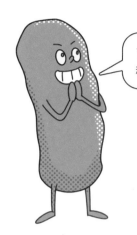

穿过喉就到了气管和支气管。

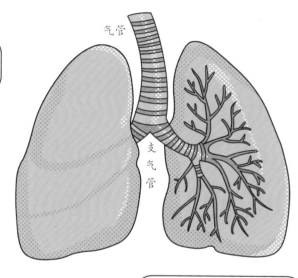

气管

支气管

气管和支气管的关系就像树干和树枝一样；气管分出一级支气管，一级支气管还会经过二十多级反复分枝，形成无数更细微的细支气管……

此外，气管和支气管内侧面还布满了极其微小的纤毛，这些纤毛会不断地向口鼻的方向摆动，最后随着咳嗽和喷嚏，把病原体排出体外。

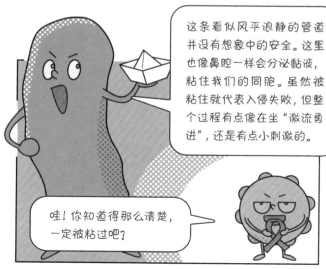

这条看似风平浪静的管道并没有想象中的安全。这里也像鼻腔一样会分泌黏液，粘住我们的同胞。虽然被粘住就代表入侵失败，但整个过程有点像在坐"激流勇进"，还是有点小刺激的。

哇！你知道得那么清楚，一定被粘过吧？

肺泡——小身量大容量

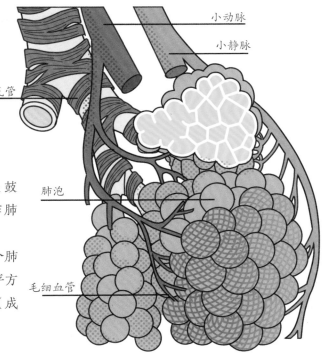

小动脉
小静脉
支气管
肺泡
毛细血管

最细微的支气管末端是鼓起的一连串小气囊，它们叫作肺泡——上面布满了毛细血管。

一个成年人约有3亿~5亿个肺泡，全部展开铺平的话约有75平方米，比人的皮肤表面积要大多了（成年人皮肤表面积约1.8平方米）。

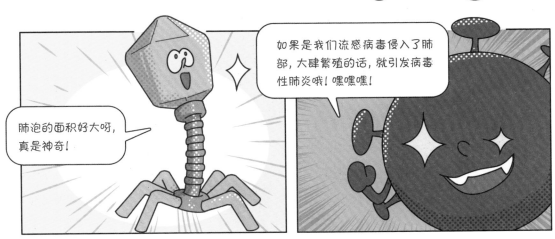

肺泡的面积好大呀，真是神奇！

如果是我们流感病毒侵入了肺部，大肆繁殖的话，就引发病毒性肺炎哦！嘿嘿嘿！

原来是困难模式

　　为什么病原体想通过呼吸道千难万难，但是氧气和二氧化碳却能轻轻松松就完成气体交换呢？

　　因为氧气分子足够小，能够直接穿过血管壁。当血液流到肺部毛细血管时，由于浓度差异，氧气就能从肺泡扩散到血液中；同时血液中的二氧化碳也扩散到肺泡中，再从肺泡排出体外。

　　相比之下，病原体的体积就太大了，无法穿过血管壁。

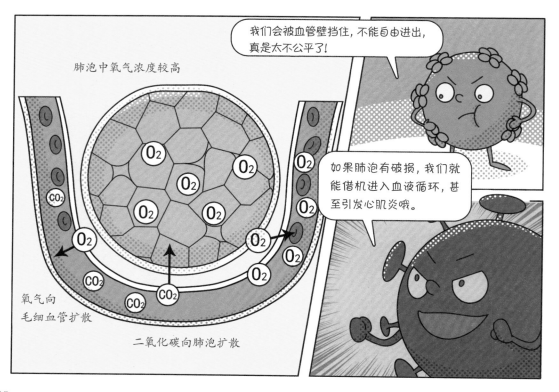

肺结核——收获入侵战果

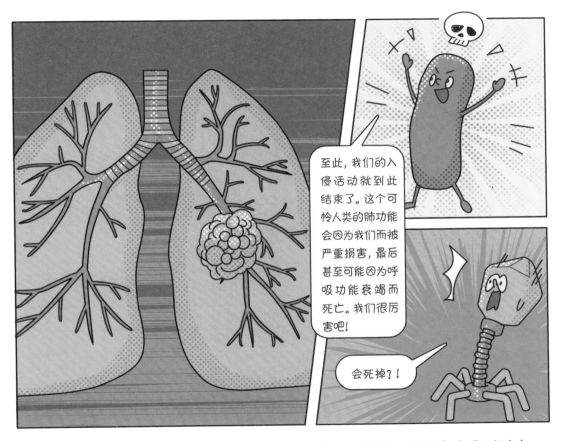

结核杆菌之所以在世界上广泛分布且致死率较高，是因为它们可以在潮湿阴暗的环境中生存几个月之久，而人体各器官都普遍容易被结核杆菌感染。除毛发之外，几乎全身所有组织都可能被结核杆菌感染而患病，如肺结核、肠结核、骨结核、淋巴结核等。

除了病原体，还有PM2.5

进入人类呼吸系统的，除了病原体，还有恐怖的PM2.5。

PM是细颗粒物的英文缩写，数字表示颗粒的大小，单位是微米，所以PM2.5就是直径为2.5微米的细颗粒物。

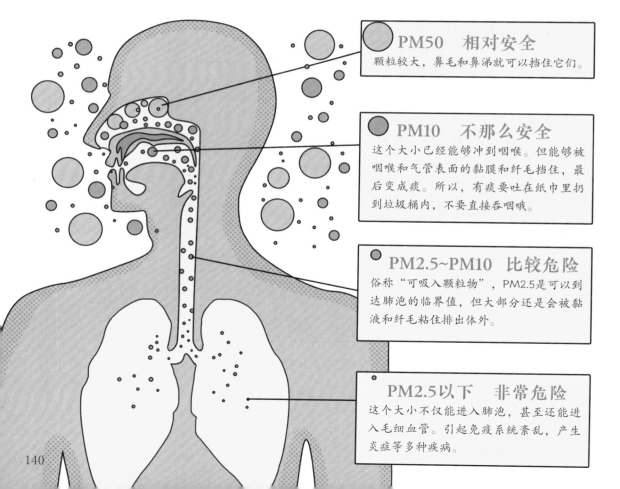

PM50　相对安全

颗粒较大，鼻毛和鼻涕就可以挡住它们。

PM10　不那么安全

这个大小已经能够冲到咽喉。但能够被咽喉和气管表面的黏膜和纤毛挡住，最后变成痰。所以，有痰要吐在纸巾里扔到垃圾桶内，不要直接吞咽哦。

PM2.5~PM10　比较危险

俗称"可吸入颗粒物"，PM2.5是可以到达肺泡的临界值，但大部分还是会被黏液和纤毛粘住排出体外。

PM2.5以下　非常危险

这个大小不仅能进入肺泡，甚至还能进入毛细血管。引起免疫系统紊乱，产生炎症等多种疾病。

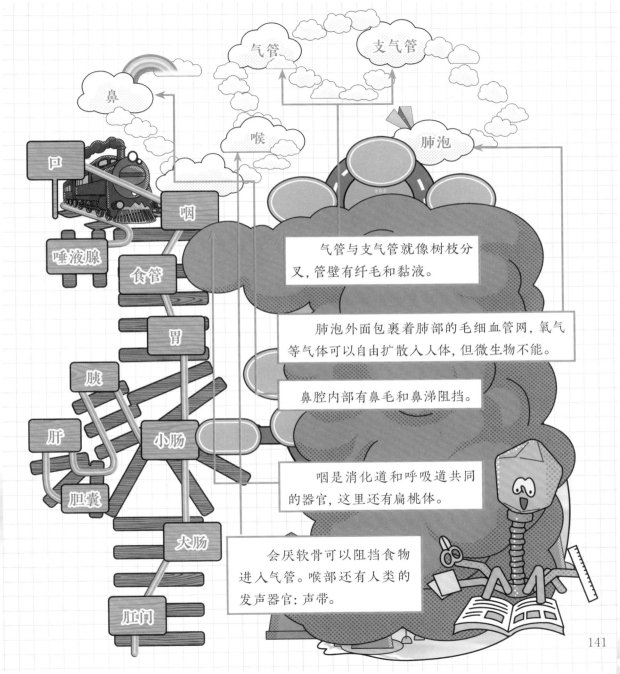

鼻

气管

支气管

喉

肺泡

口

咽

唾液腺

食管

胃

胰

肝

小肠

胆囊

大肠

肛门

气管与支气管就像树枝分叉，管壁有纤毛和黏液。

肺泡外面包裹着肺部的毛细血管网，氧气等气体可以自由扩散入人体，但微生物不能。

鼻腔内部有鼻毛和鼻涕阻挡。

咽是消化道和呼吸道共同的器官，这里还有扁桃体。

会厌软骨可以阻挡食物进入气管。喉部还有人类的发声器官：声带。

健康贴士

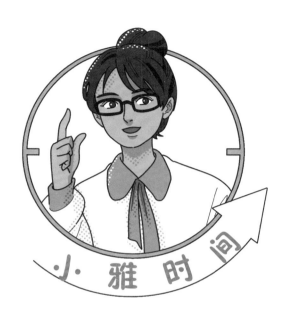

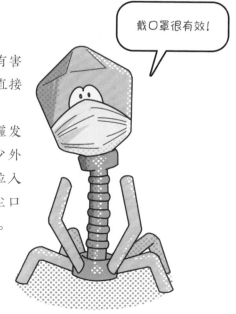

1. 少用口呼吸，多用鼻呼吸，让空气经过鼻毛和鼻腔黏液，来减少病原体入侵概率。

2. 用正确的方法清洗鼻腔（如温水清洗），不可以用手指挖鼻孔。

3. 饮食不说话、喝水不着急，避免会厌软骨不能及时盖住气管，导致被呛。

4. 扁桃体是重要的免疫器官，不可随意切除。

5. 及时吐痰但不能随地吐痰。痰液是粘住有害物的黏液，应该用合适的方式及时吐掉，而非直接吞咽，比如吐在卫生纸上包裹后扔入垃圾桶。

6. 有空气污染情况的天气，尤其是有雾霾发生或空气质量指数AQI超过100时，尽量减少外出。上呼吸道不能挡住PM2.5以下的细微颗粒入侵呼吸系统。若必须外出，则需佩戴专业防尘口罩；外出归来后，应立即清洗脸部和裸露皮肤。

7. 吸烟易导致肺部炎症，有害健康。

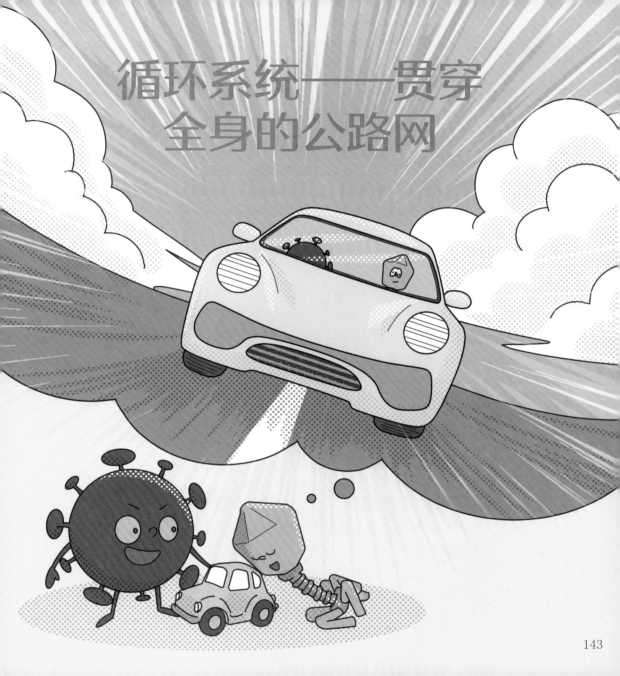

循环系统——贯穿全身的公路网

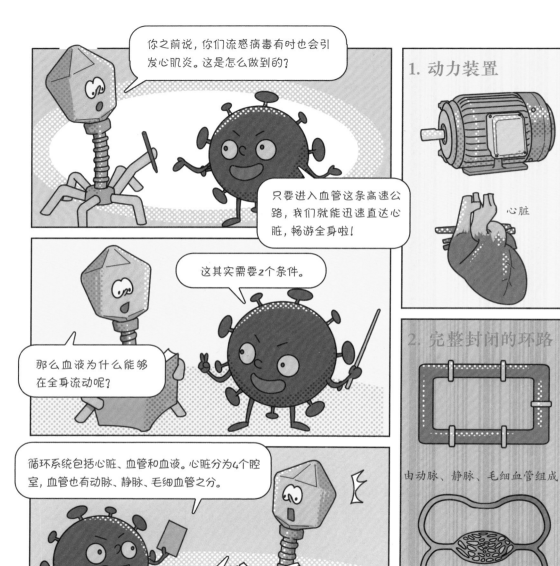

1. 动力装置

心脏

2. 完整封闭的环路

由动脉、静脉、毛细血管组成

如何加速入侵

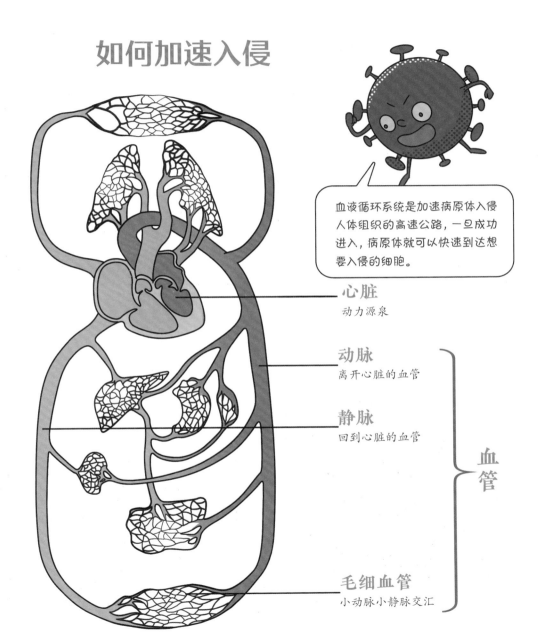

血液循环系统是加速病原体入侵人体组织的高速公路，一旦成功进入，病原体就可以快速到达想要入侵的细胞。

心脏
动力源泉

动脉
离开心脏的血管

静脉
回到心脏的血管

血管

毛细血管
小动脉小静脉交汇

心脏——动力源泉

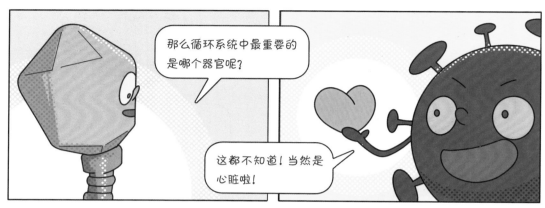

心脏是循环系统的动力源泉，它的形状像一个桃子，质量大约300克，人体的心脏和自己的拳头大小差不多。

心脏分为4个腔，上面2个叫心房，下面2个叫心室。

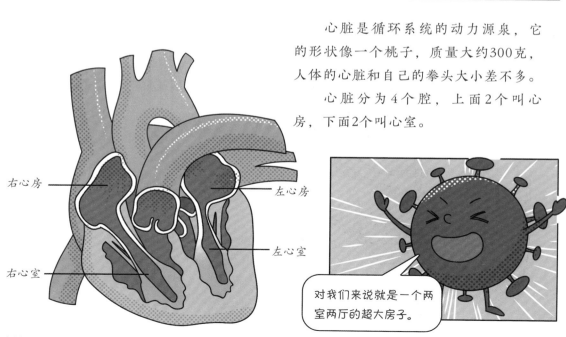

右心房

右心室

左心房

左心室

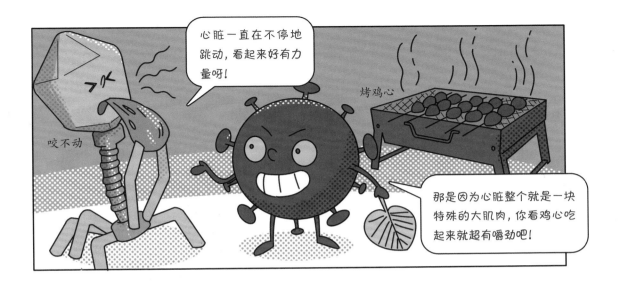

咬不动

烤鸡心

心脏一直在不停地跳动，看起来好有力量呀！

那是因为心脏整个就是一块特殊的大肌肉，你看鸡心吃起来就超有嚼劲吧！

心脏宛如一个强有力的泵，依靠心肌有规律的收缩和舒张，把血液送往动脉，继而在全身循环，最后再回到心脏。

这个过程有点像鱼缸中的泵让水循环起来一样。

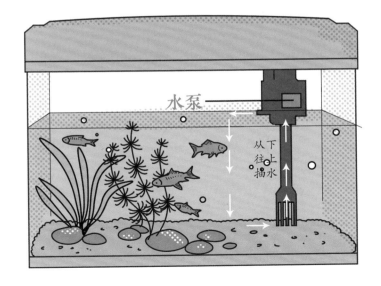

水泵

从下往上搞水

心肌——肌肉中的大另类

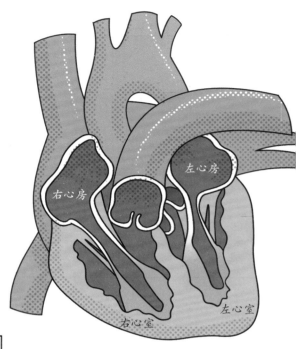

心肌与身体其他部位的肌肉不同，它们必须一起收缩，才能把血液挤压出去。

而且在心脏不同的部位，心肌的厚度也不相同哦。

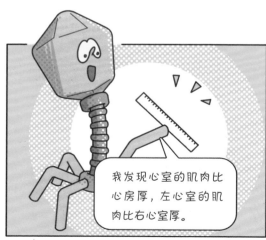

我发现心室的肌肉比心房厚，左心室的肌肉比右心室厚。

猜一猜：

心房、左心室和右心室的血液分别流向何方？

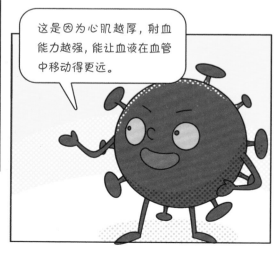

这是因为心肌越厚，射血能力越强，能让血液在血管中移动得更远。

左心室的心肌最厚，收缩时力量最大，可以把血液挤到身体最远端的部位。

右心室的心肌也比较厚，但收缩力量不如左心室，它会把血液挤入较近的肺部环线。

心房的肌肉是最薄的，因为它只要把血液挤入心室就可以了。

血液总是从心房流到心室，然后从心室流向肺部或全身，血液流动时对血管壁造成的压力就叫作血压。

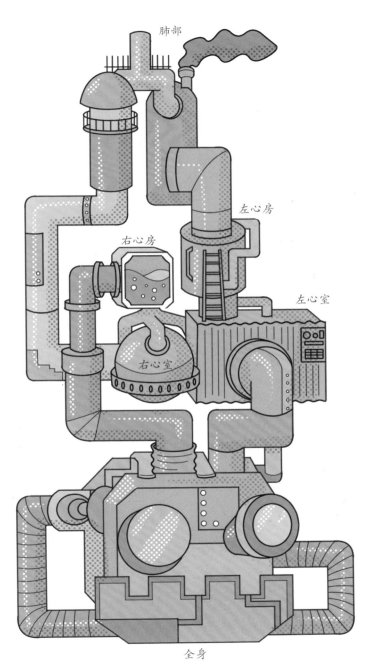

肺部

左心房

右心房

左心室

右心室

全身

休息是一门技术活

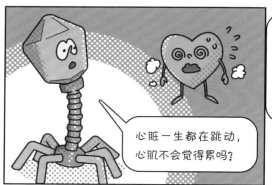

心脏一生都在跳动，心肌不会觉得累吗？

虽然心脏一直在跳动，但心肌却可以经常休息哦！

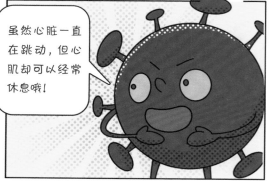

实际上，心脏并不是一直处于工作状态的。心房和心室交替有规律的收缩和舒张，能使得心脏在工作时就得到了休息——是一种很巧妙的休息方式。

工作中

休息中

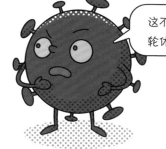

这不相当于……轮休嘛！

据研究发现，心脏工作与休息的时间比约为3∶5。即一天中，心脏实际工作时间其实只有约9小时，而休息时间却可以长约15小时！

瓣膜——无懈可击的"单向阀门"

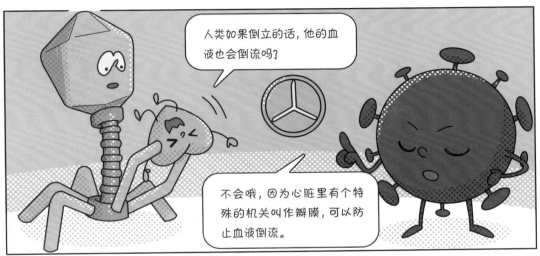

心脏射出去的血液会倒流回来吗？

当然不会，因为心脏里有防止血液倒流的"单向阀门"瓣膜。

除了心脏，一些大的静脉血管上也有瓣膜结构，这样的结构可以限制血液只往一个方向流动。

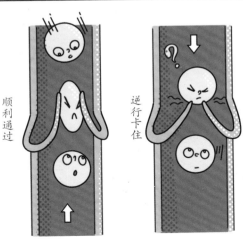

顺利通过

逆行卡住

哪里需要安装"阀门"

那么，心脏里到底安装了几扇"单向阀门"呢？你能尝试猜测心脏中瓣膜的位置吗？

呃……瓣膜……
防止血液倒流……
已绕晕……

① 全身血液回流进右心房

② 右心房通向右心室

③ 离开右心室通向肺部

④ 从肺部回流进左心房

⑤ 左心房通向左心室

⑥ 离开左心室通向全身各处

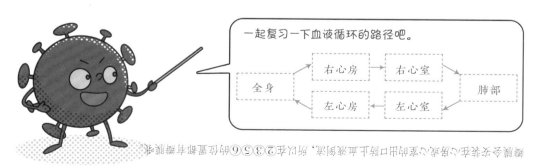

一起复习一下血液循环的路径吧。

全身	右心房 → 右心室		肺部
	左心房 ← 左心室		

答案：瓣膜都有单向阀门的作用，所以在②③⑤⑥的位置都有瓣膜。

全身血管——能绕地球两周半

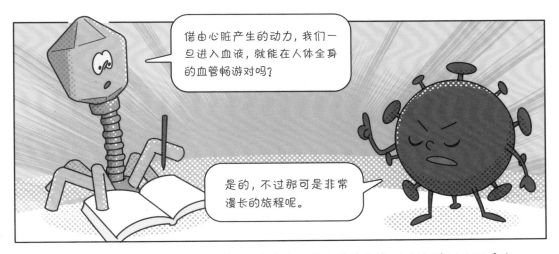

血管分为动脉、静脉和毛细血管，一个成年人的血管总长度可以达到96 000千米，这个长度可以绕地球整整两周半，当然这其中绝大部分是毛细血管。

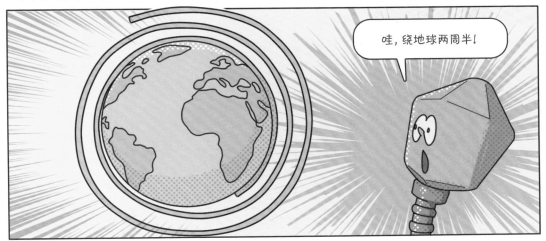

心脏只有一个，循环却不止一套

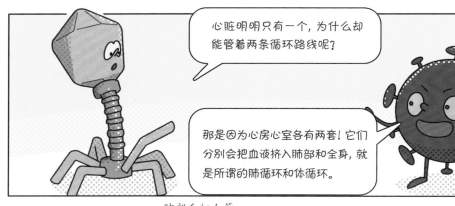

心脏明明只有一个，为什么却能管着两条循环路线呢？

那是因为心房心室各有两套！它们分别会把血液挤入肺部和全身，就是所谓的肺循环和体循环。

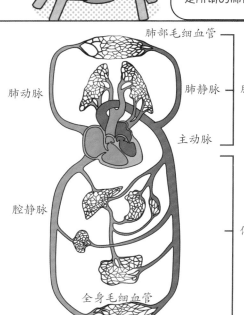

肺部毛细血管

肺动脉

肺静脉 — 肺循环 — 血液在这里获得氧气。

主动脉

除了肺部所有的血管，肺循环还包括心脏通往肺部的血管。

而其他的血管就都归体循环管理啦。

腔静脉

体循环 — 血液在这里把氧气带给细胞。

全身毛细血管

冠状动脉——心肌加油站

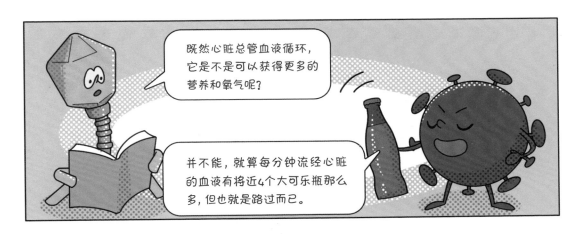

事实上心肌并不能直接与心房或心室中的血液进行物质交换，它们只能通过主动脉基部的两条冠状动脉，来获得氧气和营养物质。如果冠状动脉因堵塞变窄，就会引发冠心病；全部堵塞的话就会引发心肌梗死，直接威胁生命。要预防这样的悲剧发生，人类必须改变如高脂、高糖、高盐等不良的饮食习惯。

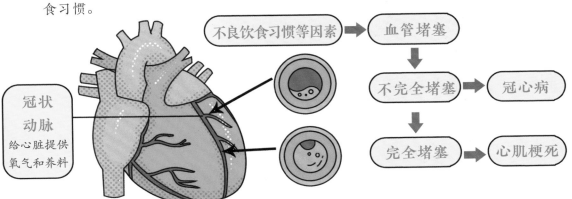

人类在感冒的时候，一般会到医院验血来确定感冒的类型。那么验血时抽的是动脉还是静脉里的血液呢？

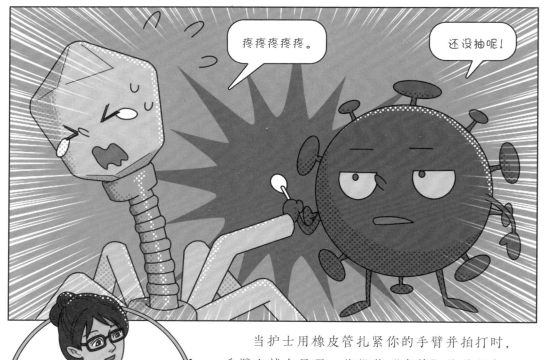

当护士用橡皮管扎紧你的手臂并拍打时，手臂上就会显现一些俗称"青筋"的蓝绿色血管，它们其实都是静脉血管。

静脉血管中血液的流淌速度比较慢，不像动脉有较高的血压让血液喷涌而出。最重要的是静脉比动脉更接近体表，能够被护士准确地找到并扎针。

课本上为何有蓝色标注的血液

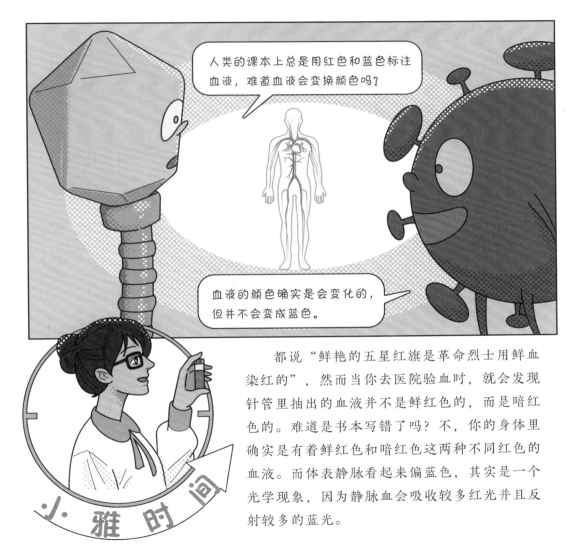

都说"鲜艳的五星红旗是革命烈士用鲜血染红的"，然而当你去医院验血时，就会发现针管里抽出的血液并不是鲜红色的，而是暗红色的。难道是书本写错了吗？不，你的身体里确实是有着鲜红色和暗红色这两种不同红色的血液。而体表静脉看起来偏蓝色，其实是一个光学现象，因为静脉血会吸收较多红光并且反射较多的蓝光。

血与血管的关系

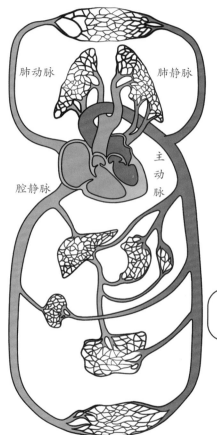

肺动脉
肺静脉
腔静脉
主动脉

血液	概念	血液颜色	图示标注
动脉血	含氧量高的血液	鲜红色	红色
静脉血	含氧量低的血液	暗红色	蓝色

　　人类通过呼吸系统获得氧气，所以经过肺循环的血液中氧气含量会上升，称为动脉血；而经过全身毛细血管后，血液中大量的氧气交换给了细胞，含氧量降低，称为静脉血。

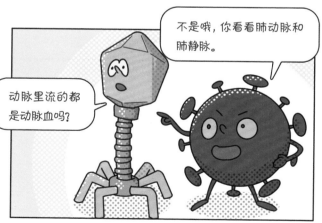

不是哦，你看看肺动脉和肺静脉。

动脉里流的都是动脉血吗？

　　动脉是离开心脏的血管，并不是含有动脉血的血管。在肺动脉中流动的恰恰是全身含氧量最低的血液，是名副其实的静脉血。

红细胞有多拼

血细胞类型	血细胞大小	血细胞功能	特点
血小板	约2微米	止血	又小又萌
白细胞	7～20微米	免疫	血细胞中的大个子，类型很多，攻击力较强
红细胞	约7微米	运输氧气	血液中数量最多的血细胞，并不是一个单纯的圆球，更像一个泄了气凹陷的皮球

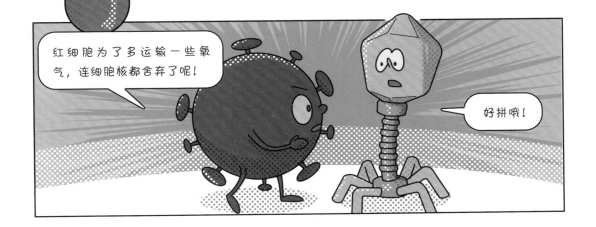

红细胞为了多运输一些氧气，连细胞核都舍弃了呢！

好拼哦！

心肌炎——因误会而起的悲剧

流感病毒除了会直接侵袭心肌细胞并繁殖，造成心肌细胞损伤及功能失常外，有时也会因为它们的包膜表面跟人体心肌表面较为类似，导致免疫细胞会因为分辨不清而选择全部绞杀的情况，大面积误伤而导致心肌细胞损伤严重，心脏出现炎症，收缩功能变差，从而引发心衰、休克等。

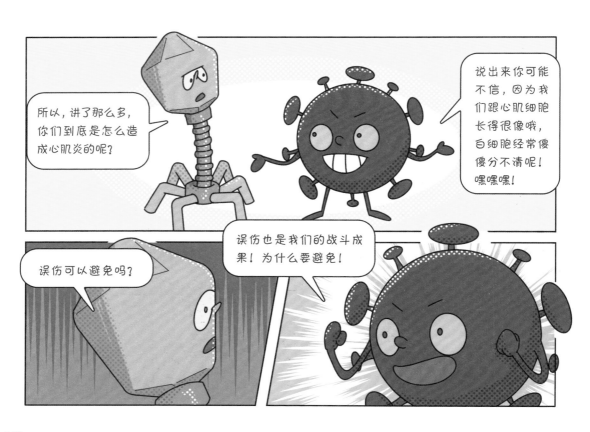

可怕的心跳骤停

除了心肌炎等疾病会导致人体心跳停止，心脏自己也会莫名其妙突然停跳，导致猝死。

90%的心脏性猝死之前，都会出现心脏乱发号令而导致心房或心室颤动，心跳数在240次/分以上的情况（简称室颤）。所以，除颤（相当于重启心脏）是很好的急救手段，这需要用到自动体外除颤器（AED）。

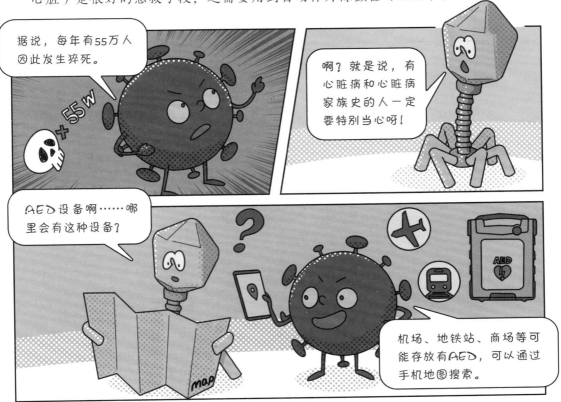

黄金4分钟

除了使用AED除颤，及时地进行心肺复苏是对猝死病人最好的急救，而且越快越好。

对猝死者在心跳停止4分钟内实施心肺复苏急救，会有一半以上的"复活率"；如果停跳时间超过10分钟，被抢救回来的可能就只能被称为"奇迹"了。

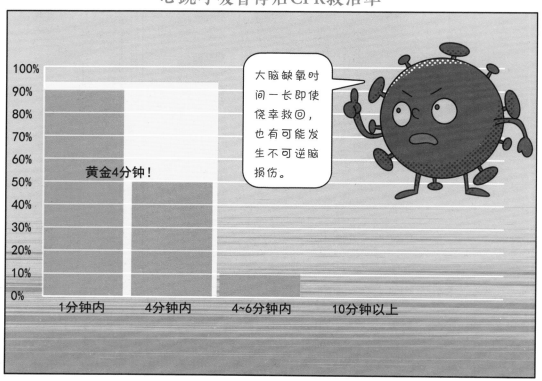

心跳呼吸暂停后CPR救治率

心肺复苏之胸外按压

心肺复苏的主要技术包含胸外心脏按压和人工呼吸。一般建议先做心脏按压。

既然要通过按压心脏恢复供血循环，那么首先得要知道心脏的位置。

心脏的位置处于左右两肺之间，大多数人的心脏处于胸腔中央稍微偏左的位置。

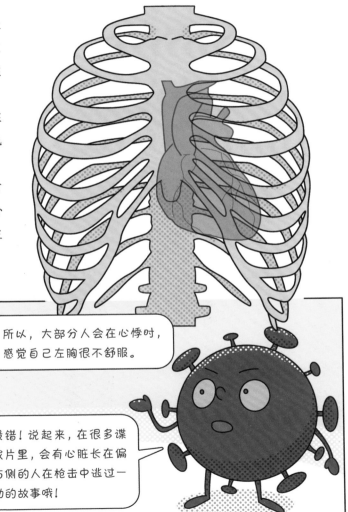

所以，大部分人会在心悸时，感觉自己左胸很不舒服。

没错！说起来，在很多谍战片里，会有心脏长在偏右侧的人在枪击中逃过一劫的故事哦！

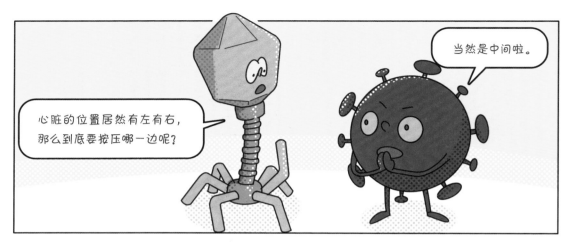

心脏按压的正确位置既不在左胸也不在右胸，而是将掌根压在两乳之间的胸骨上，如果直接按压在左、右胸腔的肋骨上是很容易压断肋骨的哦。

而且心脏的位置也不是像很多人以为的那样"完全在胸腔的左侧"，只是中间偏左一些而已。按压在中间的位置绝对没有问题。

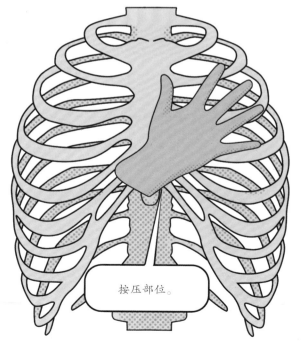

按压部位。

心肺复苏之人工呼吸

人工呼吸听起来简单，但对方一旦陷入昏迷就不一定能顺利把气吹进去，还需要抬起对方的下巴帮他打开气道。

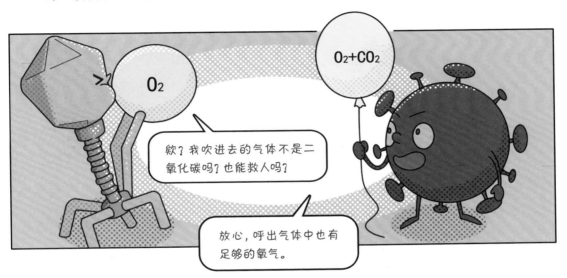

其实你并不需要为了给猝死的病人多一些氧气，而选择快速吸气屏住呼吸的方式，因为呼出气体中适量增加的二氧化碳是可以刺激患者主动呼吸的！

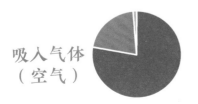

吸入气体
（空气）

■氮气　■氧气　■二氧化碳　■其他气体

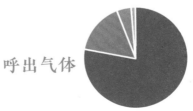

呼出气体

■氮气　■氧气　■二氧化碳　■其他气体

心肺复苏简易指南

对于突然倒地猝死的患者，我们除了拨打120，可以先轻拍双肩，判断意识，摆正仰卧体位后进行如下操作。

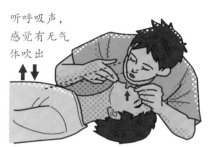

听呼吸声，感觉有无气体吹出

判断有无呼吸

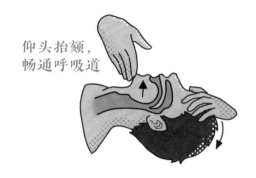

仰头抬颏，畅通呼吸道

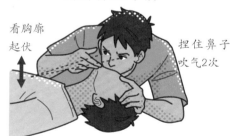

看胸廓起伏

捏住鼻子吹气2次

口对口人工呼吸

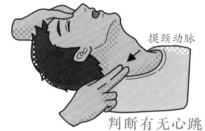

摸颈动脉

判断有无心跳

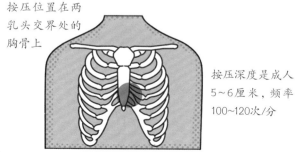

按压位置在两乳头交界处的胸骨上

按压深度是成人5~6厘米，频率100~120次/分

进行胸外心脏按压的位置

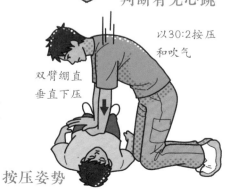

以30:2按压和吹气

双臂绷直垂直下压

按压姿势

什么是真正的死亡

猝死的病人如果心跳停止时间过长，即使心肺复苏成功后也有可能出现脑死亡的情况。依靠现代发达的医疗生命支持系统，让大脑死去的人类维持心跳还是可以做到的——那么"活着的躯体，死亡的大脑"还是活人吗？

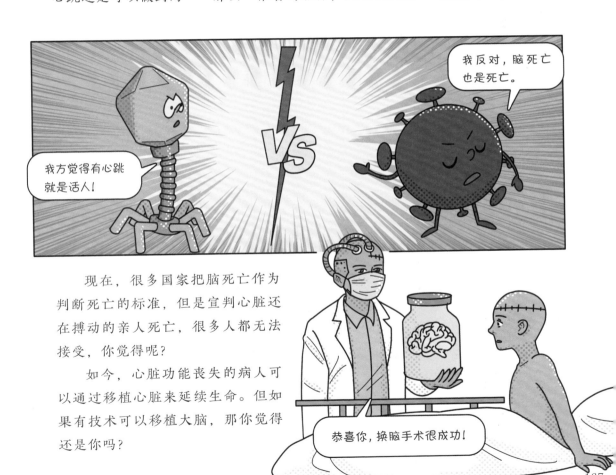

现在，很多国家把脑死亡作为判断死亡的标准，但是宣判心脏还在搏动的亲人死亡，很多人都无法接受，你觉得呢？

如今，心脏功能丧失的病人可以通过移植心脏来延续生命。但如果有技术可以移植大脑，那你觉得还是你吗？

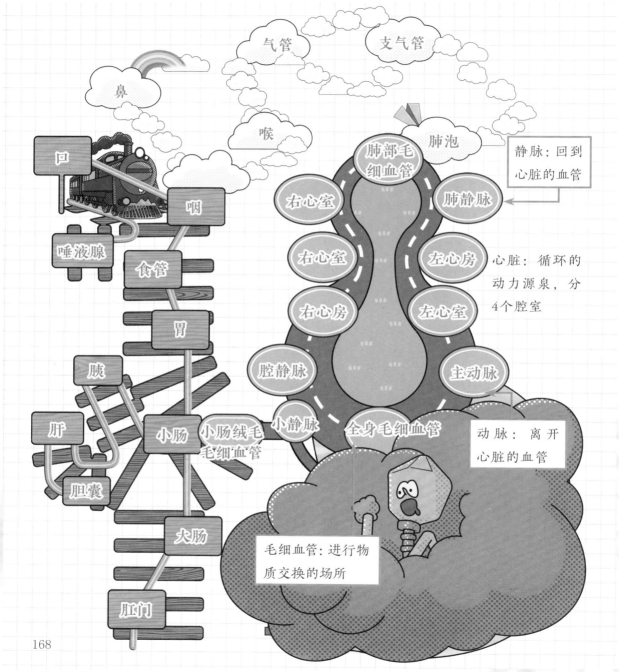

气管　　　支气管

鼻

喉

口

咽

唾液腺

食管

胃

胰

肝

小肠

胆囊

大肠

肛门

肺部毛细血管　　肺泡

右心室

肺静脉

静脉：回到心脏的血管

右心室

左心房

心脏：循环的动力源泉，分4个腔室

右心房

左心室

腔静脉

主动脉

小静脉

小肠绒毛毛细血管

全身毛细血管

动脉：离开心脏的血管

毛细血管：进行物质交换的场所

健康贴士

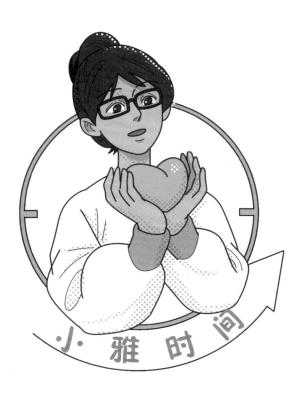

1. 体重过重会增加心脏的负担，易引发心血管疾病、冠心病等。所以要饮食健康，减少高糖、高盐、高脂食物的摄入，适当减肥。

2. 一次喝过多的水或饮料会过快增加血容量，加重心脏负担，每次尽量不超过200毫升。

3. 多运动，经常锻炼身体的人心肌功能比不运动的人强壮得多，对心脏大有益处。

4. 学好心肺复苏很重要，如果出现了心跳骤停的情况，时间就是生命，如果每个人都学好心肺复苏术，就能成为家人的坚实保障。

泌尿系统——运气是第一要素

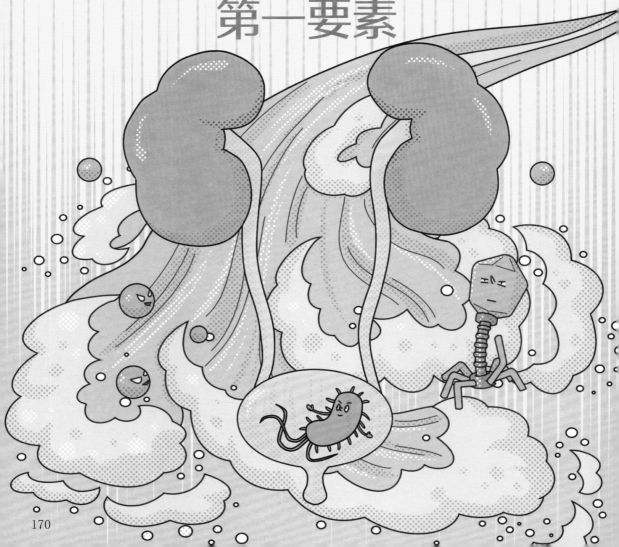

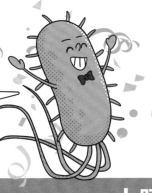

接下来有请本次大会的最后一名分享者大肠埃希氏菌！

大肠埃希氏菌又叫大肠杆菌，不才就是我本人！

大肠杆菌

【分　　类】细菌界

【大　　小】宽0.5微米，长1~3微米

【形　　状】杆状

【特　　征】无荚膜，周身鞭毛、无芽孢

【入侵方式】消化道传播或直接接触入侵

【感染症状】致病性大肠杆菌会造成尿路感染、膀胱炎、胃肠道感染等

难度极大的逆向旅程

泌尿系统负责管理人类液体废料的排出，就是人体新陈代谢后产生的尿液，主要包括肾脏、输尿管、膀胱和尿道。

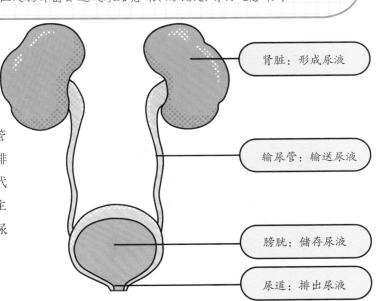

肾脏：形成尿液

输尿管：输送尿液

膀胱：储存尿液

尿道：排出尿液

171

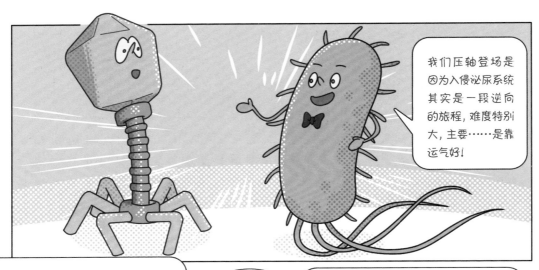

我们压轴登场是因为入侵泌尿系统其实是一段逆向的旅程，难度特别大，主要……是靠运气好！

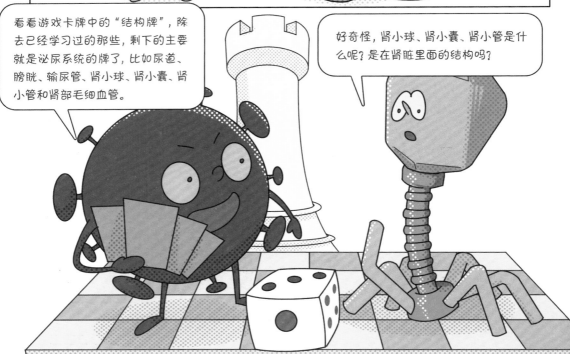

看看游戏卡牌中的"结构牌"，除去已经学习过的那些，剩下的主要就是泌尿系统的牌了，比如尿道、膀胱、输尿管、肾小球、肾小囊、肾小管和肾部毛细血管。

好奇怪，肾小球、肾小囊、肾小管是什么呢？是在肾脏里面的结构吗？

肾脏——不起眼的过滤工厂

作为泌尿系统中最重要的器官，肾脏长得一点都不起眼，就像颗成人拳头大小的红色芸豆。

这个血液过滤工厂在人体中一共有2个，每个工厂中藏着100多万个神奇的小车间。它们负责把血液中的有毒有害物质筛选出来，再把其他有益物质送回血液。

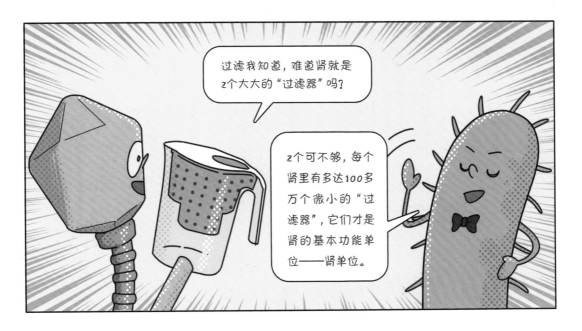

其实，这些小车间就是组成肾脏结构和功能的基本单位，我们称之为肾单位，包括肾小体和肾小管。每个肾脏约有100多万个肾单位。

神奇的小车间在哪里

如果你能找到一个猪的肾脏（你可以去菜市场找找看，俗称"腰子"），会发现它是深红色，摸起来软软的。如果你把它对半剖开，可以看到肾皮质、肾髓质、肾盂的结构，还会闻到不太好闻的尿臊味。

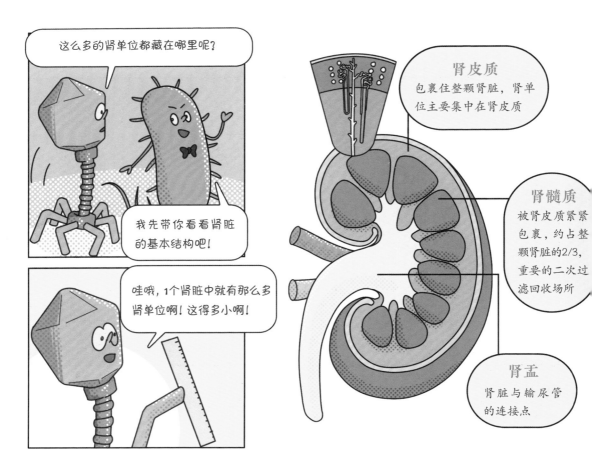

神奇小车间的大起底

如果把一个肾单位放得足够大，会发现它主要包括肾小球、肾小囊和肾小管这三个部分，其中肾小囊总是包裹着肾小球，它们被称为肾小体。

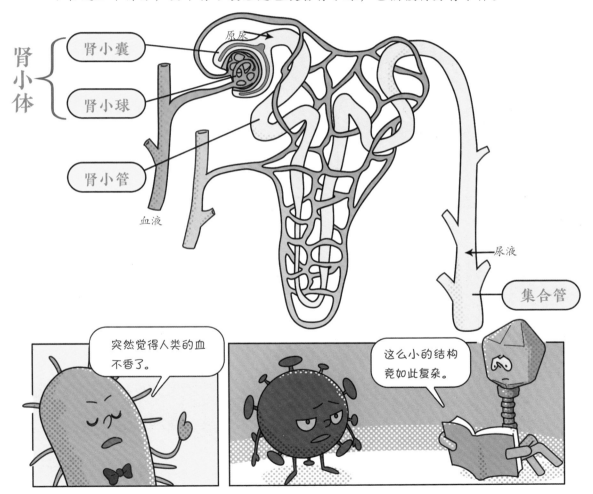

藏在身体里的150升"尿"

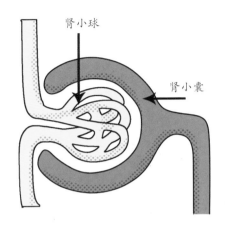

肾小球

肾小囊

尿液形成的第一步叫"肾小球滤过"。肾小球是一个微小的动脉血管球，通过压力将血液挤压入肾小囊，成为原尿，当然血液中的血细胞和蛋白质等大分子并不能进入其中。

人体每天可以产生150升的原尿。其中，除了代谢废物还含有很多人体所需的营养成分，比如葡萄糖等。

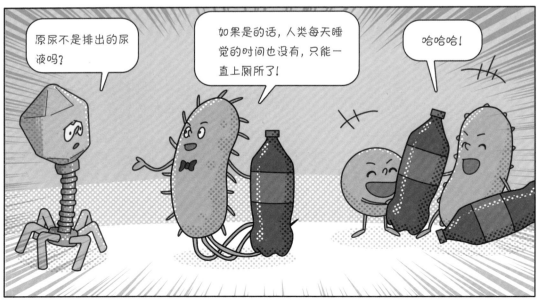

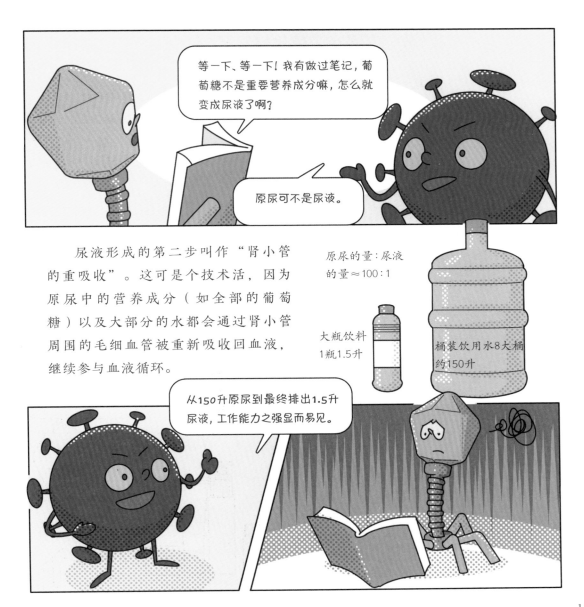

等一下、等一下！我有做过笔记，葡萄糖不是重要营养成分嘛，怎么就变成尿液了啊？

原尿可不是尿液。

尿液形成的第二步叫作"肾小管的重吸收"。这可是个技术活，因为原尿中的营养成分（如全部的葡萄糖）以及大部分的水都会通过肾小管周围的毛细血管被重新吸收回血液，继续参与血液循环。

原尿的量：尿液的量 ≈ 100:1

大瓶饮料 1瓶1.5升

桶装饮用水8大桶约150升

从150升原尿到最终排出1.5升尿液，工作能力之强显而易见。

最后到底排出了什么

泌尿系统产生尿液、排出代谢废物的过程，有点像整理凌乱的柜子：先把除了大件的所有东西都倒出来，再把需要的东西放回去，剩下的统统扔掉！

尿液成分

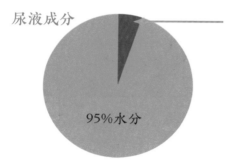

95%水分

5%的其他物质：

尿素：蛋白质经过代谢产生的废物

肌酐：肌肉经过代谢产生的废物

尿酸：细胞经过代谢产生的废物

尿胆素：使尿液呈现黄色的主要原因

氨：使尿液产生气味的主要原因

如果把尿涂到脸上

尿素是人体的代谢废物之一。然而，人类的很多化妆品都离不开它。

因为尿素是蛋白质的代谢产物，人体的血液等各种体液中都含有这种成分，它具有一定的保湿作用，可以防止皮肤干燥，还能软化皮肤角质层，有利于皮肤对护肤品的吸收哦。

而且在农业生产中，尿素也是人类常用的肥料，使用方便，对土壤的破坏作用小，是使用量较大的一种化学氮肥，也是含氮量最高的氮肥。

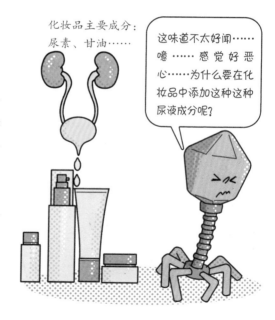

化妆品主要成分：尿素、甘油……

这味道不太好闻……噫……感觉好恶心……为什么要在化妆品中添加这种这种尿液成分呢？

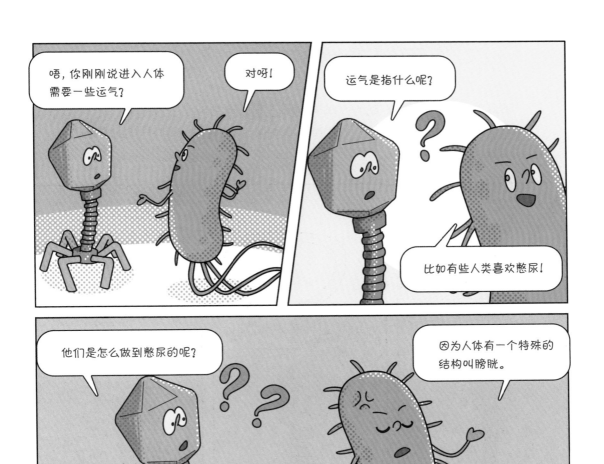

可以变大变小的膀胱

　　肾脏产生的尿液并不会直接排出体外，而是储存于人类的膀胱中，膀胱可以储存300～500毫升尿液，随着尿液的量越来越多，膀胱壁也会越来越薄。大脑可以感知膀胱的充盈程度并发出指令，令膀胱收缩排尿。

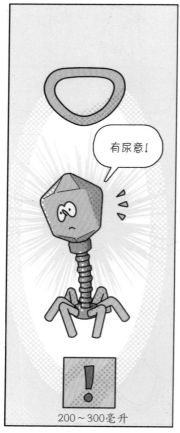

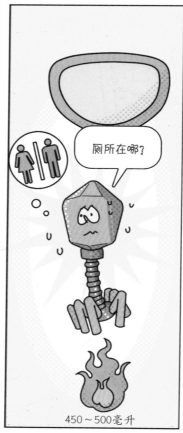

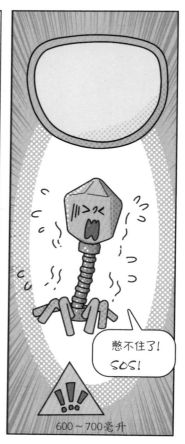

膀胱到底有多重要

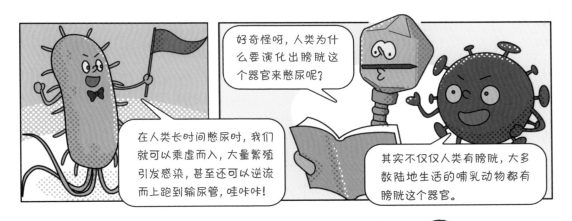

好奇怪呀，人类为什么要演化出膀胱这个器官来憋尿呢？

在人类长时间憋尿时，我们就可以乘虚而入，大量繁殖引发感染，甚至还可以逆流而上跑到输尿管，哇咔咔！

其实不仅仅人类有膀胱，大多数陆地生活的哺乳动物都有膀胱这个器官。

膀胱对于很多动物而言就像一个便携水库。比如一些两栖动物（如蛙类）就可以把尿液中的水分回收再利用。还不会因为随时随地漏尿而暴露自己的行踪。

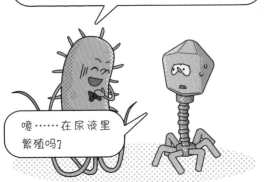

藏起来，以免暴露。

咳咳，那个……虽然尿液的气味确实比较特殊，但我们可以偷偷在里面繁殖，造成尿路感染！

噫……在尿液里繁殖吗？

憋尿到底会多危险

很多人会因为各种原因憋尿，如果喝水少还憋尿不上厕所，尿液在膀胱中停留的时间过长，就会给如大肠杆菌这样的细菌大量繁殖的机会！

181

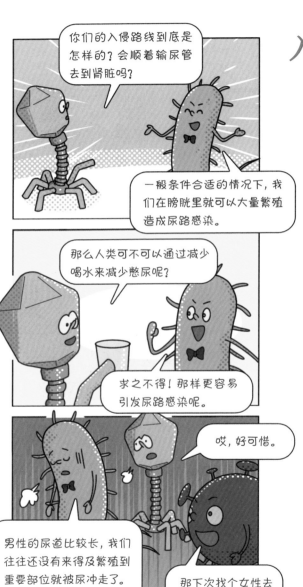

入侵成果：尿路感染

大肠杆菌成功入侵并大量繁殖就会造成尿路感染，早期的症状包括尿痛、尿急、尿血、尿频等。

抵抗力低下的人群或一些基础疾病如糖尿病、膀胱无力症等患者会更容易出现尿路感染的问题，需要特别注意。

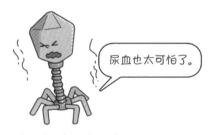

人类自毁行为

减少喝入的水量，会减少尿液生成的量，进而减少排尿次数，这意味着尿液在膀胱中停留时间会更长，不仅更容易引发尿路感染，还会因为尿液中碳酸钙、磷酸钙等钙盐的浓度过高而引发泌尿系统结石。

为什么要每天喝八杯水

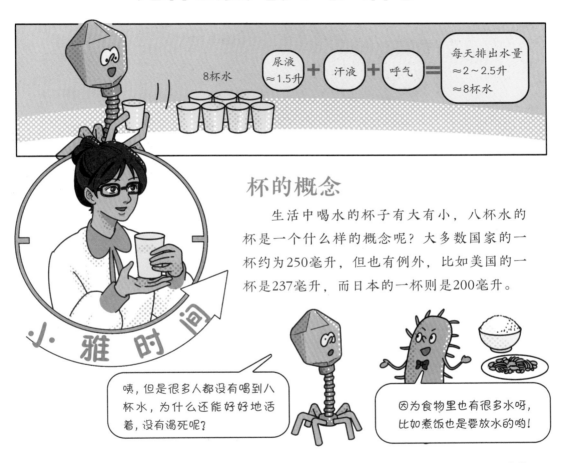

8杯水

尿液 ≈1.5升 + 汗液 + 呼气 = 每天排出水量 ≈2～2.5升 ≈8杯水

杯的概念

生活中喝水的杯子有大有小，八杯水的杯是一个什么样的概念呢？大多数国家的一杯约为250毫升，但也有例外，比如美国的一杯是237毫升，而日本的一杯则是200毫升。

咦，但是很多人都没有喝到八杯水，为什么还能好好地活着，没有渴死呢？

因为食物里也有很多水呀，比如煮饭也是要放水的哟！

其实每个人喝水的量不可一概而论，可以根据不同的运动状况、不同的健康状况、不同的饮食结构甚至不同的天气改变饮水需求。但是尽可能不让身体缺水非常重要，特殊情况下要咨询医生。

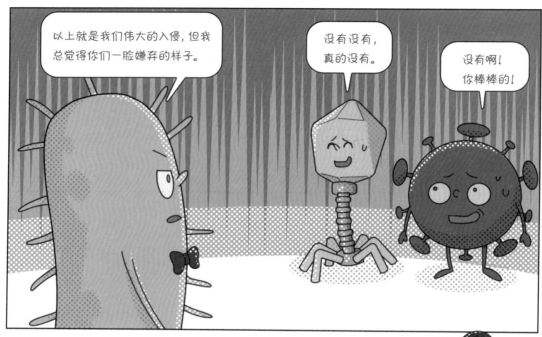

除了憋尿这个坏习惯之外，选择合适的内裤也非常重要。

人类穿着不透气的内裤会更容易滋生细菌，造成尿路感染。所以人类最好选择棉质的内裤，平时还要注意卫生，勤更换、勤清洗。

女生由于生理结构尿道较短，所以会比男生更容易患尿路感染——尤其是经期，更要注意个人卫生哦！

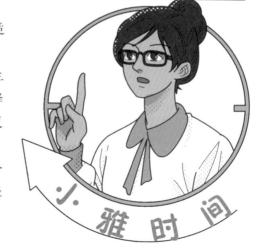

小雅时间

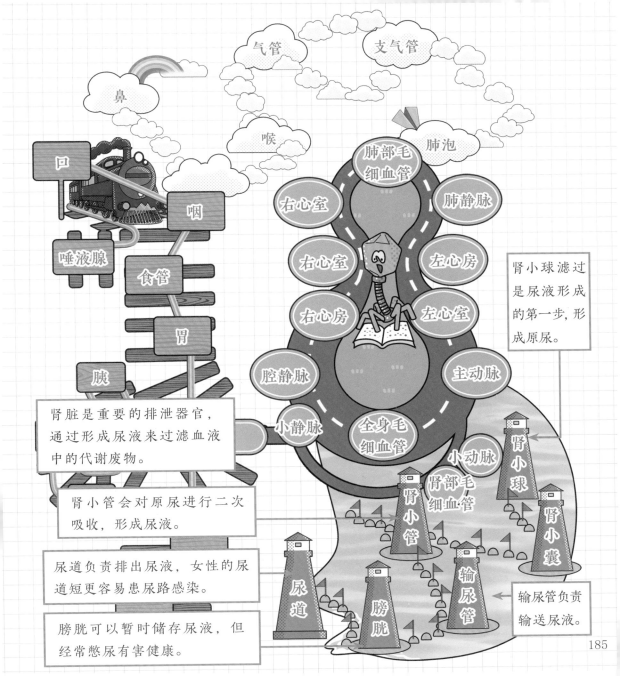

气管　　　支气管

鼻　　　喉

口　　咽

唾液腺

食管

胃

胰

肺部毛细血管　肺泡

右心室　　肺静脉

右心室　　左心房

右心房　　左心室

腔静脉　　主动脉

小静脉　　全身毛细血管　　小动脉

肾部毛细血管

肾小球滤过是尿液形成的第一步，形成原尿。

肾脏是重要的排泄器官，通过形成尿液来过滤血液中的代谢废物。

肾小管会对原尿进行二次吸收，形成尿液。

尿道负责排出尿液，女性的尿道短更容易患尿路感染。

膀胱可以暂时储存尿液，但经常憋尿有害健康。

肾小球

肾小管

肾小囊

输尿管

尿道

膀胱

输尿管负责输送尿液。

185

健康贴士

1. 多喝水，每天的饮水量要保持在1.5升左右。尽量多喝白开水和矿泉水。

2. 别憋尿，不要因为偷懒或者嫌弃厕所脏而憋尿。

3. 保持清洁，每天对尿道口及外生殖器进行温水清洁，但是不要随意乱用除菌液。

4. 选择透气的内裤，比如棉质内裤，要注意勤更换清洗。

5. 女性比男性更容易得尿路感染，要更加注意清洁。

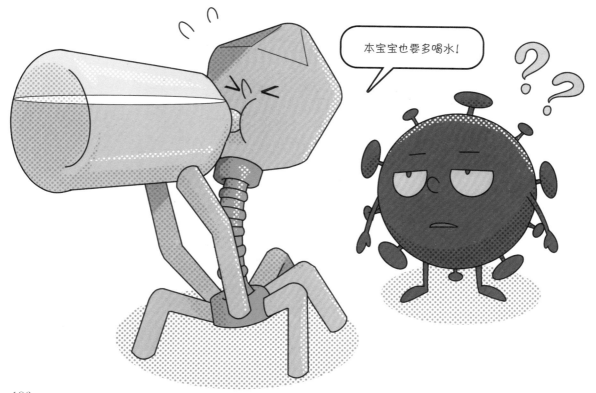

本宝宝也要多喝水！

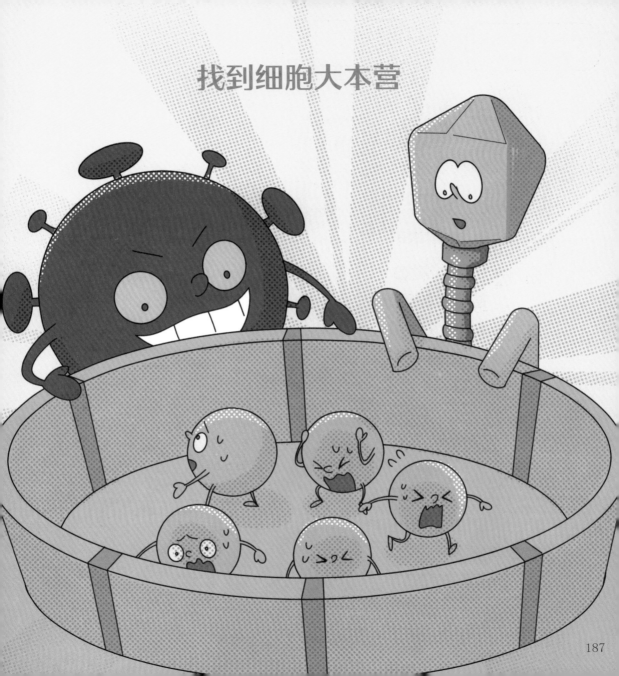

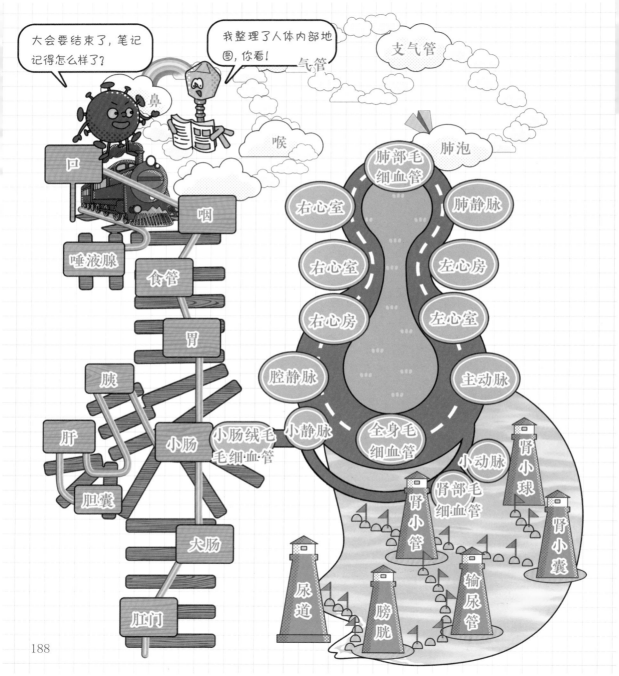

细胞——最终目的地

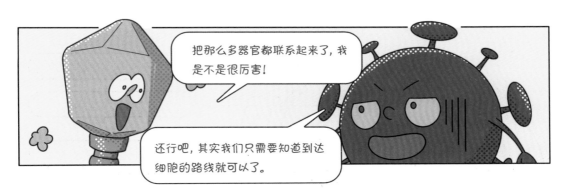

细胞是生物体的基本结构和功能单位，除了病毒，所有的生物都是由细胞组成的。

细胞看起来就像一个个大水泡，薄薄的膜下紧紧包裹着一大汪液体，里面分布着生物用来维持生命的各种物质以及遗传信息等。

对于病毒来说，普通细胞可是个十足的大个子。

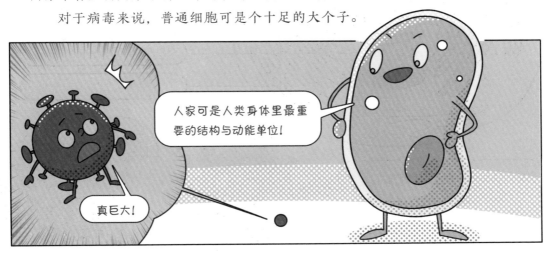

不停运作的小工厂

人类细胞的内部结构是非常复杂的，可以说是一个不停运作的小工厂。

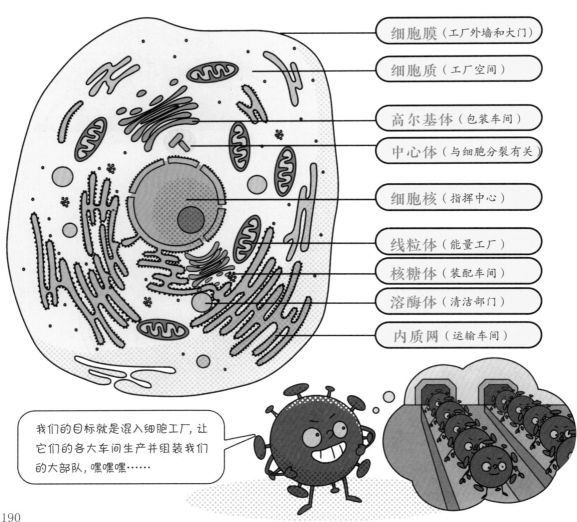

细胞膜（工厂外墙和大门）

细胞质（工厂空间）

高尔基体（包装车间）

中心体（与细胞分裂有关）

细胞核（指挥中心）

线粒体（能量工厂）

核糖体（装配车间）

溶酶体（清洁部门）

内质网（运输车间）

我们的目标就是混入细胞工厂，让它们的各大车间生产并组装我们的大部队，嘿嘿嘿……

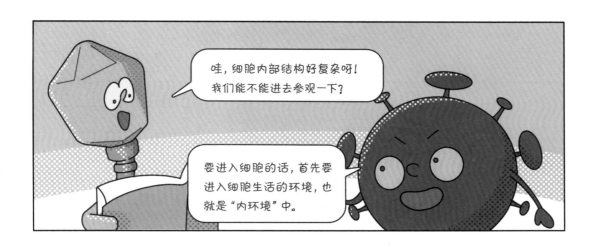

内环境，也就是细胞生活的液体环境，是它们进行各类物质交换的场所。

所有的细胞都只能从它们生活的内环境中获取营养物质和氧气，并把代谢产生的废物排入这个环境，最终通过血液循环运出体外。

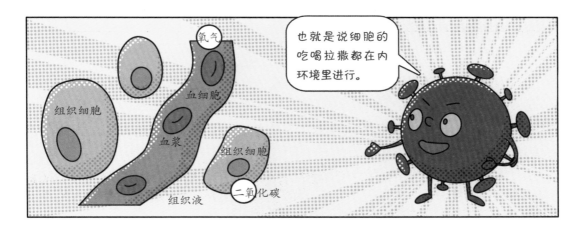

荡漾在水中的细胞

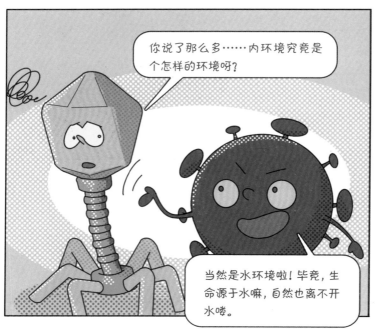

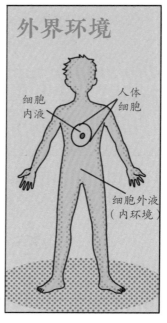

外界环境

人体的60%是水，这些水被称为体液。体液主要包含细胞内液及细胞外液等。

细胞内液约占体液的2/3，存在于人体百万亿个细胞中，是细胞质的主要成分。

细胞外液约占体液的1/3，流动在细胞之外，也就是细胞生活的液体环境——内环境。

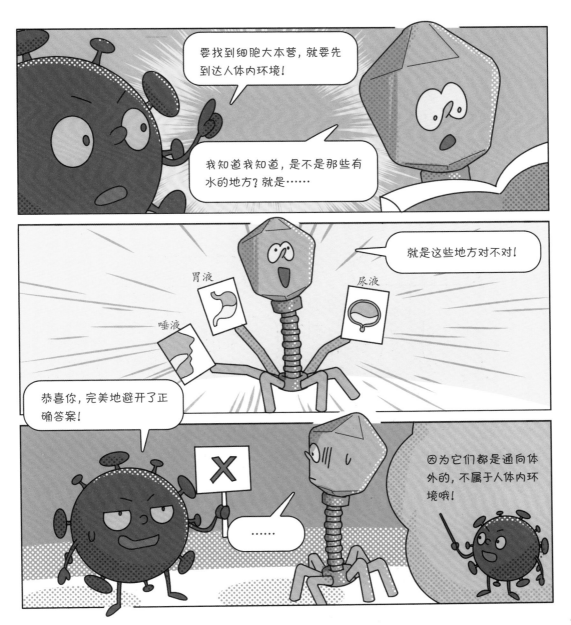

神秘的内环境

人体的内环境其实就是组织液、淋巴液和血浆的统称。

名字不同主要是因为位置不同，但它们的成分都是含有营养物质和代谢废物的水溶液。

并且，它们还拥有相同的使命——为细胞提供营养物质和氧气，并带走代谢废物。

氧气（**O**）进入

二氧化碳（▲）排出路径

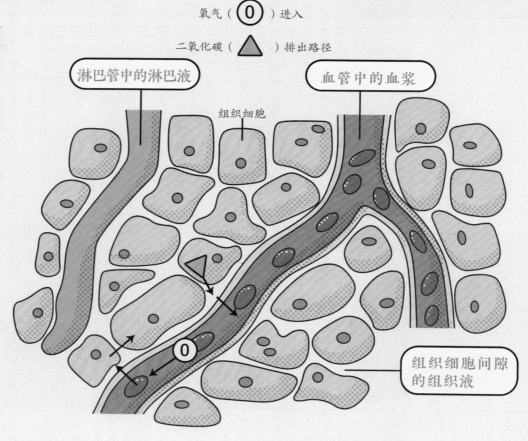

淋巴管中的淋巴液

组织细胞

血管中的血浆

组织细胞间隙的组织液

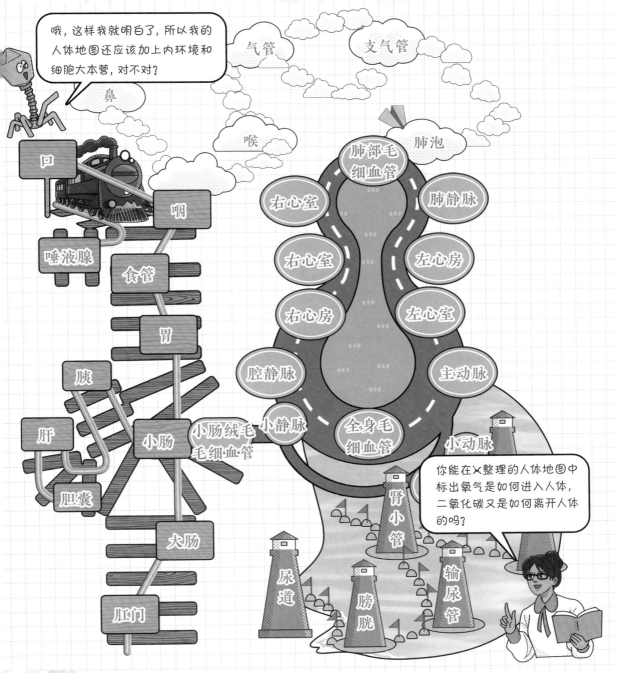

内环境与人类的健康

　　内环境的各种特性如温度、酸碱度等，总是保持相对稳定，这对人体来说非常重要。比如不管是在炎热的夏季、万物复苏的春天，还是在寒冷的冬季，健康人类的体内温度总是保持在37℃左右，正常情况下每天体温的变化也不超过1℃。

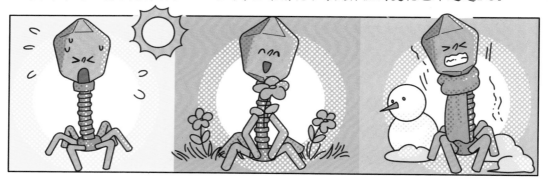

　　很多病毒对温度非常敏感，不耐高温，当温度在65℃以上，30分钟就可以完全杀死。

　　有的人想通过泡热水澡来抵抗病毒！

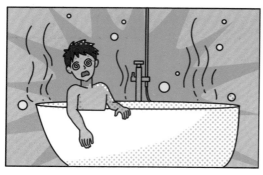

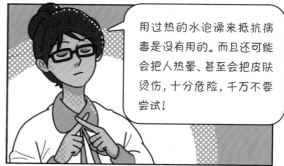

用过热的水泡澡来抵抗病毒是没有用的。而且还可能会把人热晕、甚至会把皮肤烫伤，十分危险，千万不要尝试！

　　那么为什么泡热水澡不能杀死病毒呢？

即便泡热澡的温度更超过了65℃，体内温度也是保持在37℃左右，因为无法保证人机体在此高温之下的正常运转。

人体的内环境总是保持相对稳定的。

地图加持已完成

至此，X终于完成了人体内部结构的小地图，之后，它将亲身实践去探索人体的奥秘了。

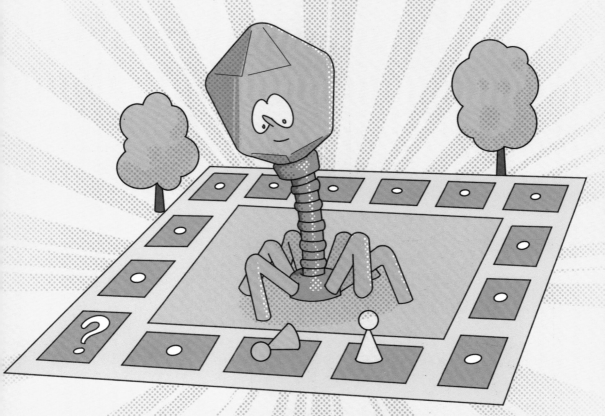

还会有什么精彩的境遇在等待着它呢？让我们和好朋友一起玩着X的桌面游戏，共同拭目以待吧！

系统对对配

学习了那么多人体结构相关知识，你还记得心、肺、肝、胃分别属于什么系统吗？叫上好朋友和X一起玩"系统对对配"游戏吧！

把同一系统的器官卡牌一起打出就可以互相消除，先出完卡牌的选手就获胜啦！

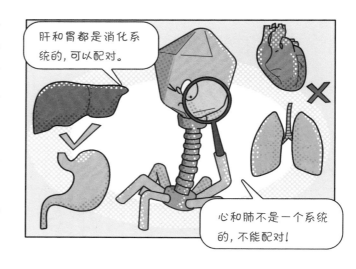

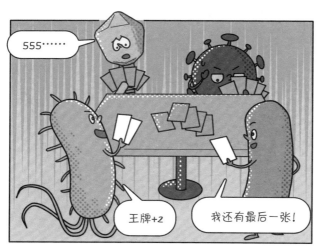

在"系统对对配"游戏积累了足够的经验后，你还可以和小伙伴一起尝试"内环境UNO"小游戏哦。

当然想要成为游戏高手，熟练掌握各个系统的相关知识是必不可少的，可以再重新阅读一遍《人体防卫大作战》哦！

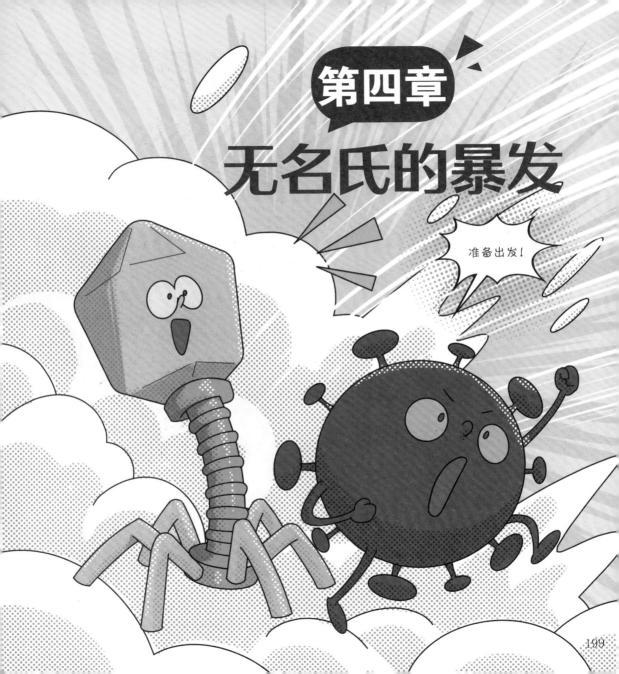

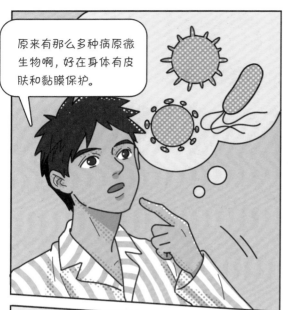

原来有那么多种病原微生物啊，好在身体有皮肤和黏膜保护。

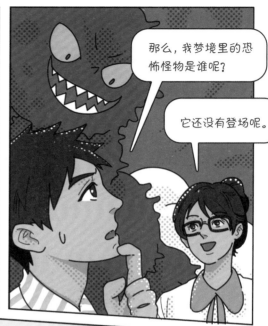

那么，我梦境里的恐怖怪物是谁呢？

它还没有登场呢。

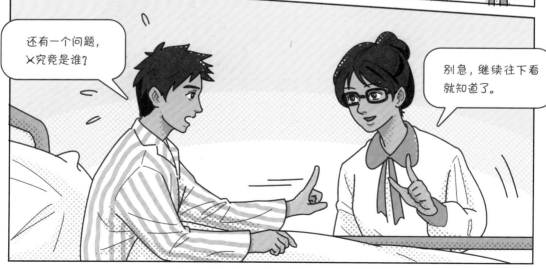

还有一个问题，X究竟是谁？

别急，继续往下看就知道了。

经过一系列的分享介绍，微生物们情绪高涨，摩拳擦掌，跃跃欲试，都想赶快亲身实践一下。

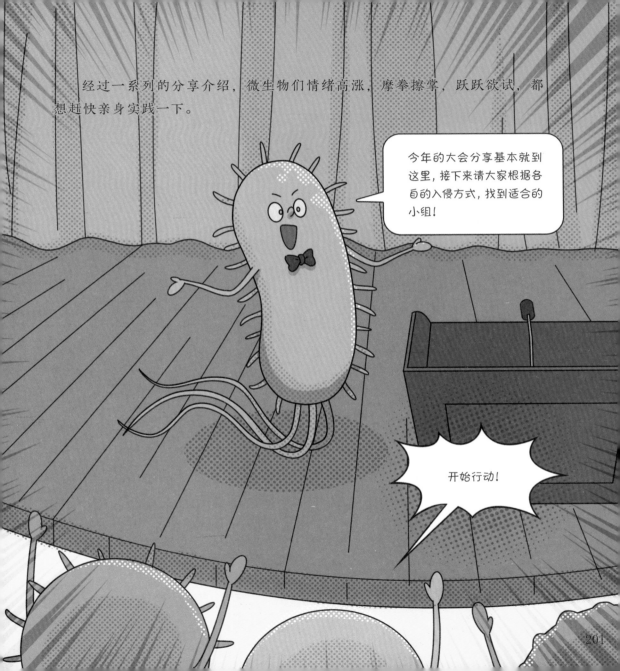

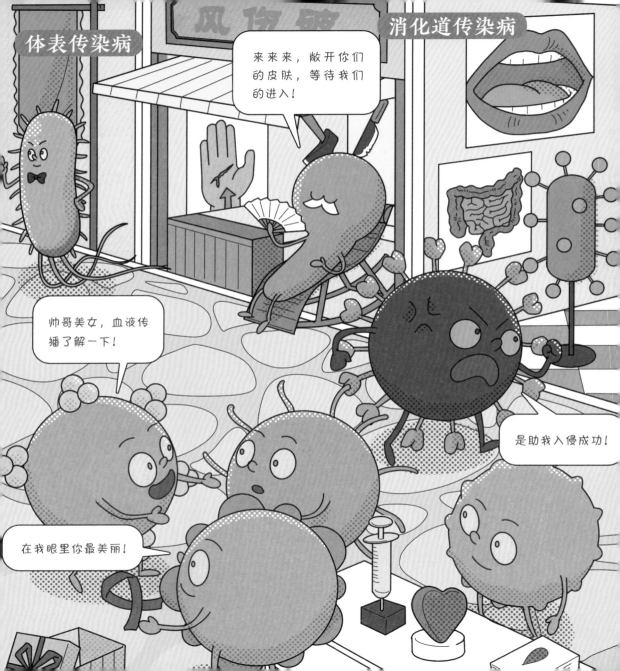

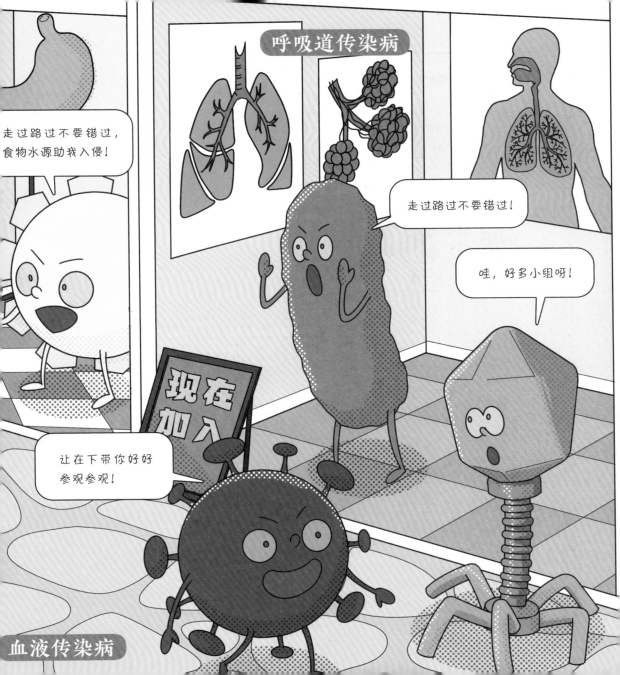

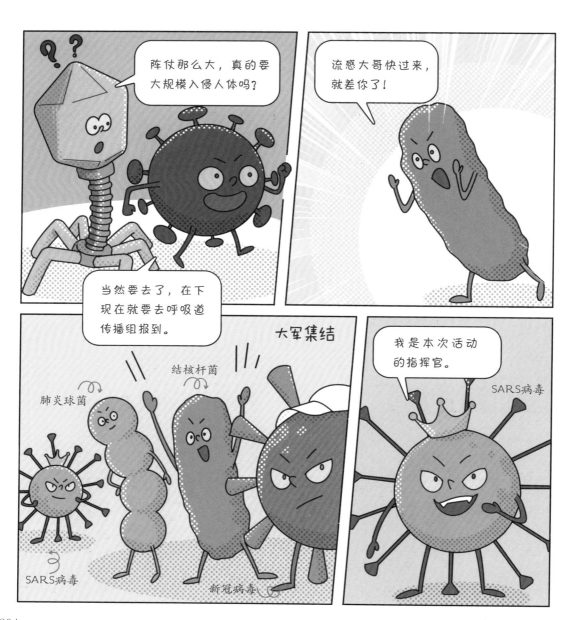

204

入侵任务部署

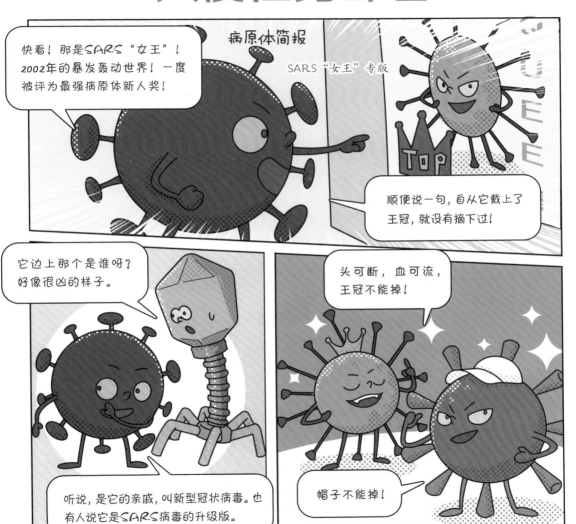

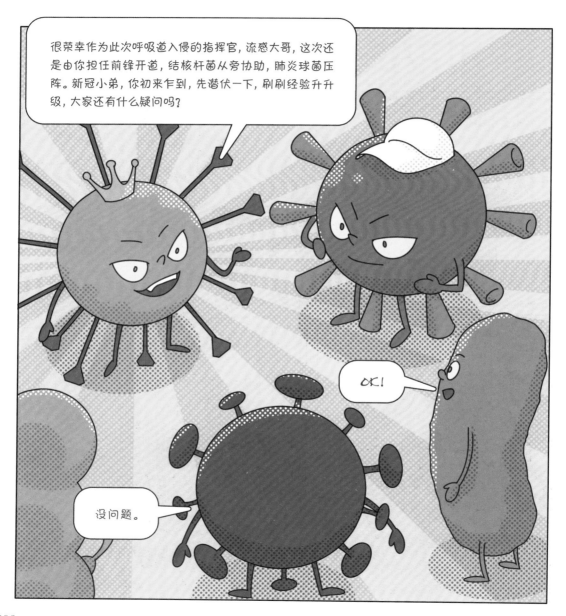

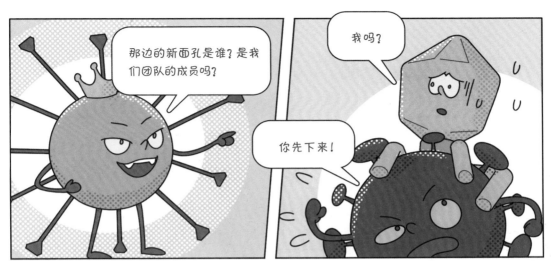

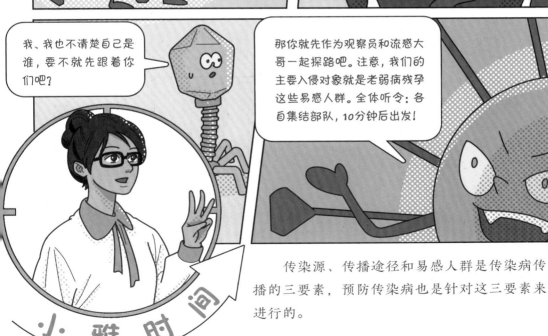

传染源、传播途径和易感人群是传染病传播的三要素，预防传染病也是针对这三要素来进行的。

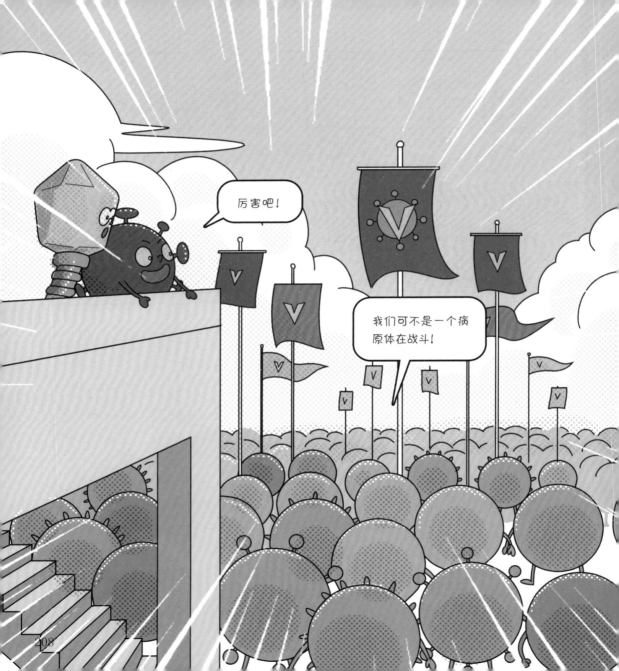

喷嚏中的千军万马

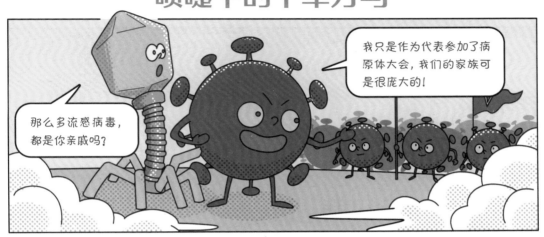

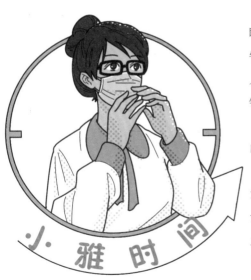

　　病毒、细菌等微生物通常个子非常小，肉眼不可见，所以被称为微生物。大部分的细菌需要在光学显微镜中用较高的放大倍数才能被人类看清。病毒则需要用倍数更高的电子显微镜才能看到。

　　虽然个头微小，但它们的数量是十分巨大的，一个喷嚏就有可能打出几万个病毒。

　　普普通通一次咳嗽会产生约3000个微小飞沫。有些飞沫中含有病原体，如流感病毒，数量可能是几百到几万之多。所以，下次要咳嗽或者打喷嚏的时候千万记得要捂住口鼻，有感冒迹象时戴上口罩，传染率也会大大降低。

入侵开始

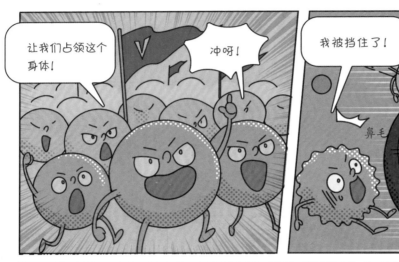

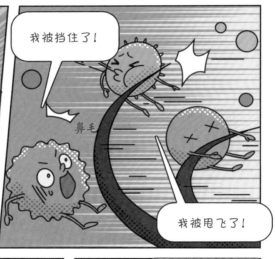

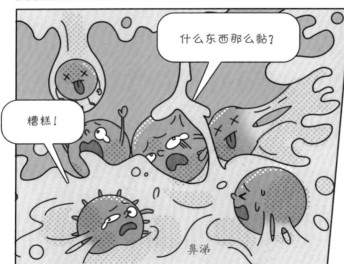

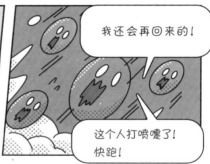

最后，一小撮感冒病毒混进人体。随着呼吸进入到更深处，终于找到了喉部的细胞入侵。

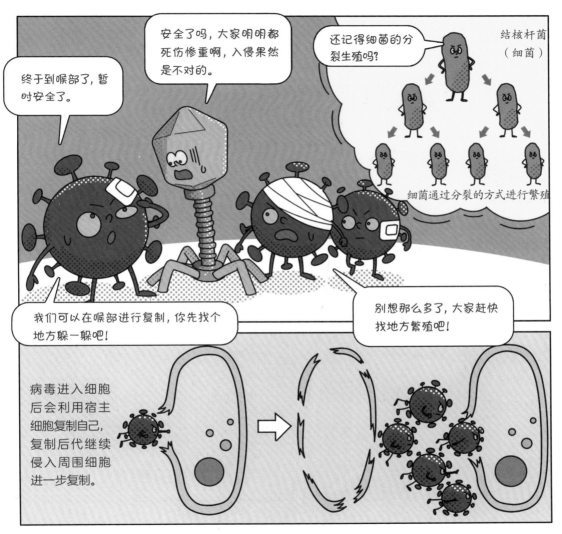

流感病毒可以在一个呼吸道上皮细胞内复制出上百个全新的病毒，然后集中离开这个孕育它们的细胞，这个周期可能只要8小时。

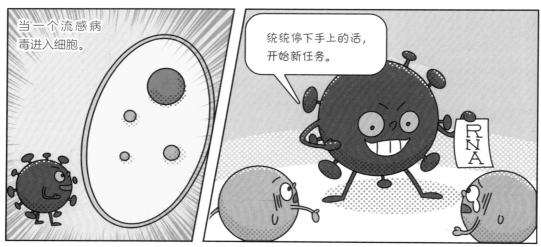

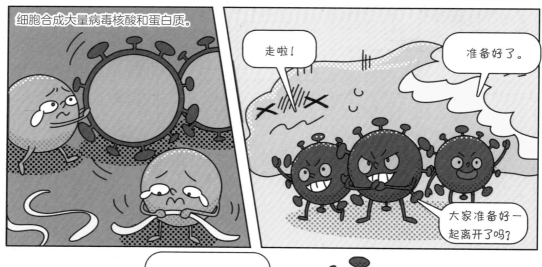

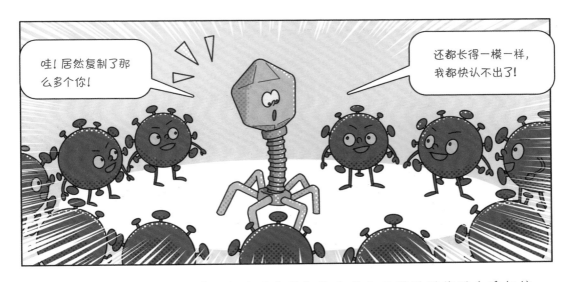

病毒的复制方式是进入细胞后指导细胞合成自己所需要的蛋白质与核酸，最早进入细胞的那个病毒会与细胞进行膜融合，所以最早的那个病毒已经不复存在，但会产生成千上万的后代。

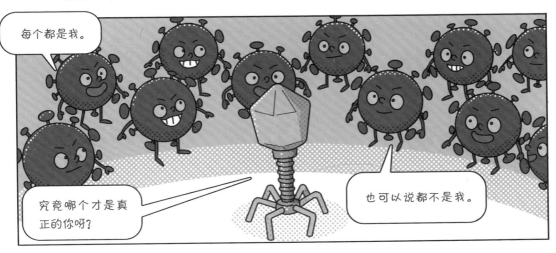

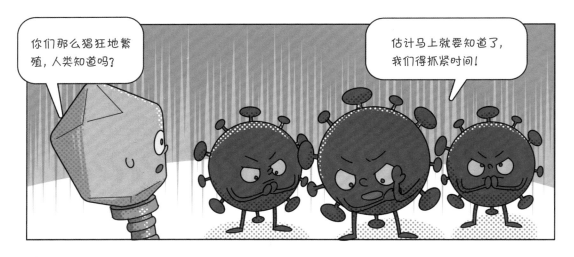

细胞受损时，会释放出引起炎症反应的化学物质，引来巨噬细胞。之所以叫巨噬细胞就是因为它们的体积很大，吞噬功能强，可以吃掉大型异物、细胞排泄出的老旧废物、寿终的红细胞等。

巨噬细胞一般可存活数月或更长时间。

巨噬细胞是白细胞的一种，可从血管中渗透出来进入组织与病原体作战。

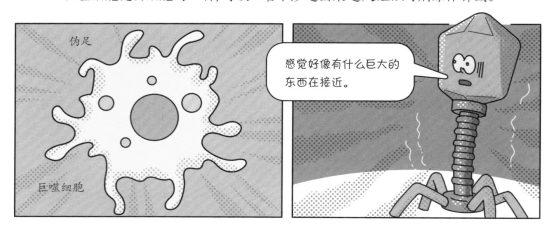

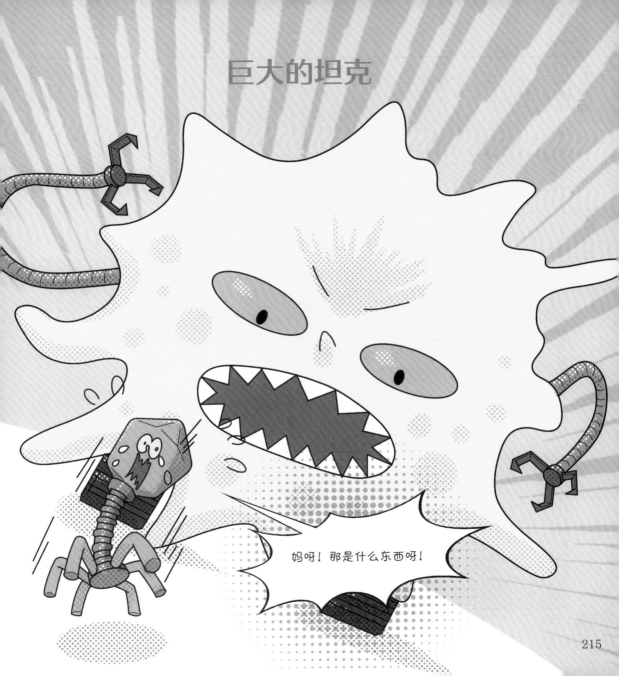

巨大的坦克

妈呀！那是什么东西呀！

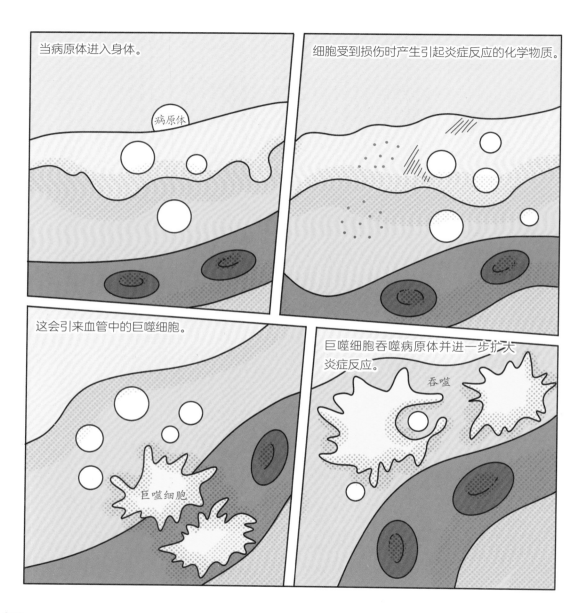

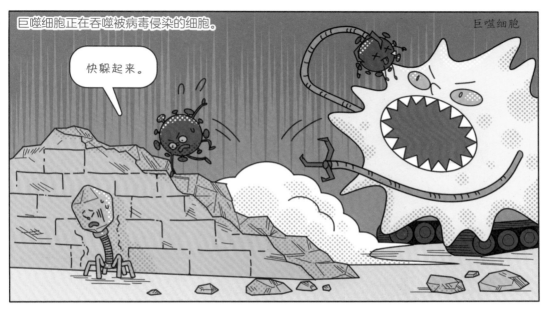

巨噬细胞正在吞噬被病毒侵染的细胞。

快躲起来。

巨噬细胞

这些引起炎症反应的化学物质以及巨噬细胞就是人体的第二道防线了。

巨噬细胞会"吃掉"所有遇到的不属于身体的异物，还会释放细胞因子等信号物质进一步扩大炎症反应，召唤同样有吞噬作用且数量更多的中性粒细胞。

至此，这场免疫大战已经正式打响，也对我们的身体产生了影响，如巨噬细胞吞噬病原体的同时也会引发炎症，损伤喉部的细胞，导致喉咙红肿等。

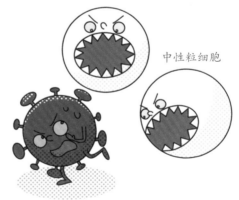

中性粒细胞

中性粒细胞是白细胞中数量最多的类型，能快速加入战斗，但通常只有5天的寿命。

发烧了

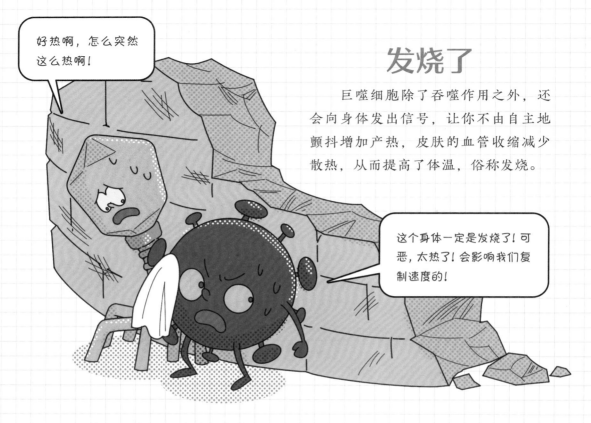

巨噬细胞除了吞噬作用之外，还会向身体发出信号，让你不由自主地颤抖增加产热，皮肤的血管收缩减少散热，从而提高了体温，俗称发烧。

体温升高能加速某些免疫反应，比如白细胞军团会快速扩增，运动能力也会加强，就好像有魔法增益一般增强巨噬细胞吞噬病原体的能力。更重要的是，升高的体温还能抑制某些对温度敏感的病原体的繁殖哦。

发烧对人体有利也有害，发烧时人体免疫功能会明显增强，这有利于清除病原体和促进疾病的痊愈。但是，长时间体温过高也会对机体造成损伤，尤其是对神经系统。此外发烧还会使身体的代谢率增快，增加消耗；会使心跳加快，呼吸频率加快，加重心脏和肺部的负担；还可能发生一些脱水的现象。不过，一般体温不超过38.5℃时，不用急于降温。

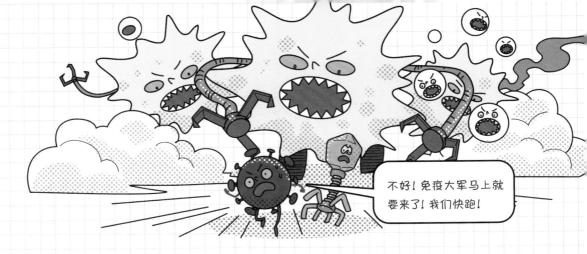

人体免疫系统可通过第一道防线（皮肤和黏膜）以及第二道防线（引起炎症反应的化学物质和巨噬细胞）打击所有不属于这个身体的物质。这两道防线没有针对性，被称为非特异性免疫。这类免疫防线虽然打击面很大，然而病原体在体内复制的速度快得惊人，往往一个漏网之鱼又会引发另一场大战。

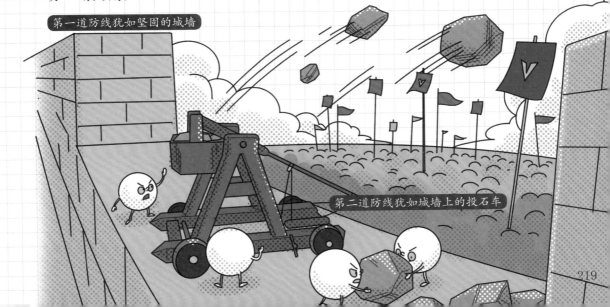

第一道防线犹如坚固的城墙

第二道防线犹如城墙上的投石车

可怕的"通缉令"

为了避免侥幸逃脱的病原体在体内多次暴发，人体急需一个有针对性识别特定病原体的方法，比如一份能识别病原体主要特征的通缉令。这就需要有针对性的人体第三道免疫防线——特异性免疫开启了。

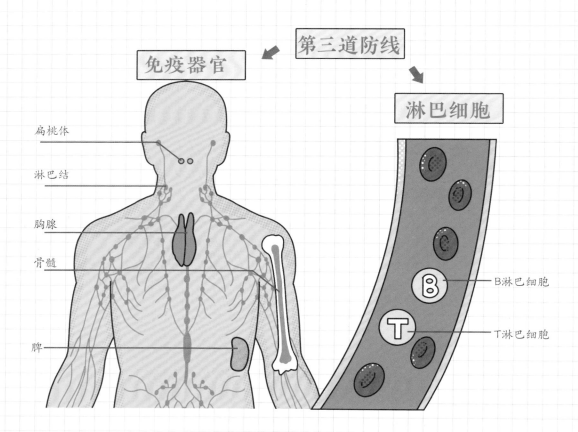

第三道防线

免疫器官

淋巴细胞

扁桃体

淋巴结

胸腺

骨髓

脾

B淋巴细胞

T淋巴细胞

抗原识别

当一个病原体进入身体，被体内的免疫细胞发现或吞噬后，会记录其表面特征（抗原）。

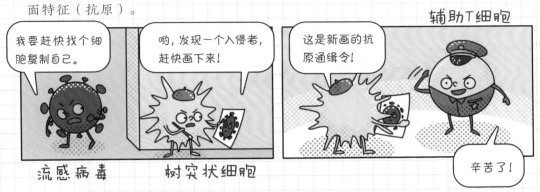

抗原是指能激发机体产生抗体的物质，是任何可诱发免疫反应的物质。

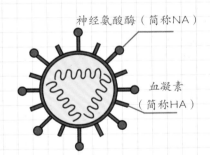

以流感病毒为例，虽然它们结构简单，表面只有2种蛋白分子，但功能齐全：血凝素HA负责识别和入侵，而神经氨酸酶NA参与病毒释放，帮助新复制出来的病毒离开宿主细胞。

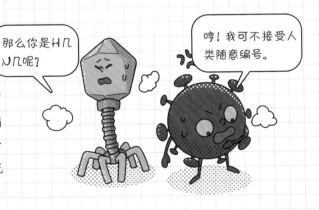

流感病毒的HA和NA分别有不同的类型，病毒学家给它们编上不同的编号，并根据这些编号给流感病毒分类。比如H1N1猪流感、H7N9禽流感等。

抗体

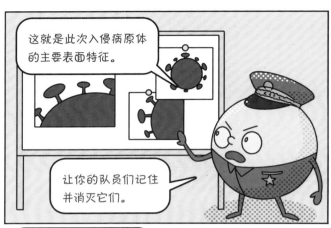

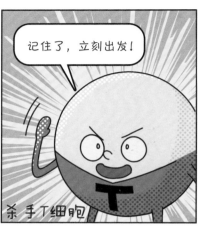

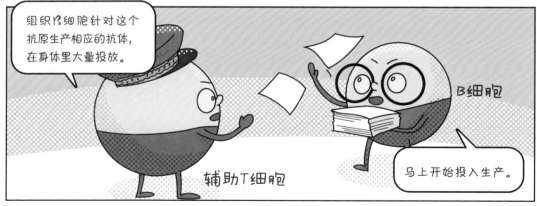

　　抗体是一种长得像英文字母"Y"的蛋白质，能精准识别外来物质的表面抗原，从而抵抗病原体。它们由B细胞分泌产生，就像带定位的通缉令一样，能让所有隐藏的病原体无处遁形。

悲剧的流感病毒

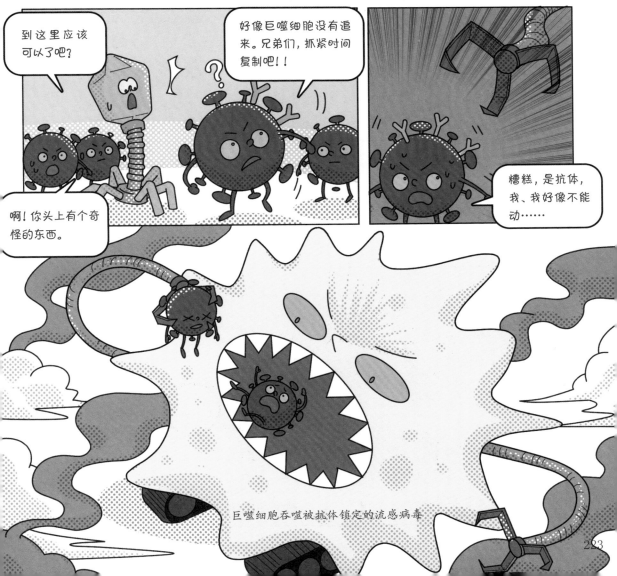

巨噬细胞吞噬被抗体锁定的流感病毒

抗原抗体——对应

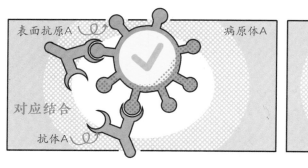

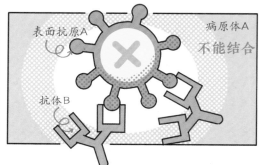

　　抗体能与特定的抗原——对应结合，也就是说只有抗体A才能锁定病原体A的表面抗原。看起来防疫面小了很多，但却可以把敌人一网打尽。被贴了抗体"通缉令"后，病原体会失去致病性，还有可能引发巨噬细胞的吞噬作用，是非常有效的免疫武器。

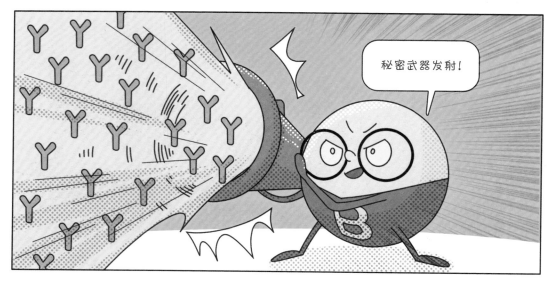

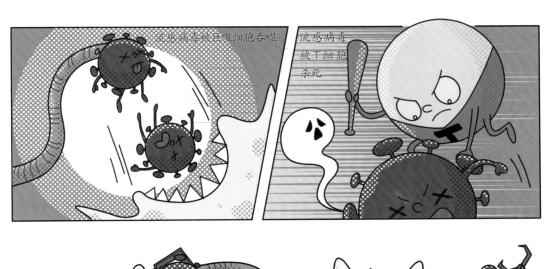

流感病毒被巨噬细胞吞噬

流感病毒被T细胞杀死

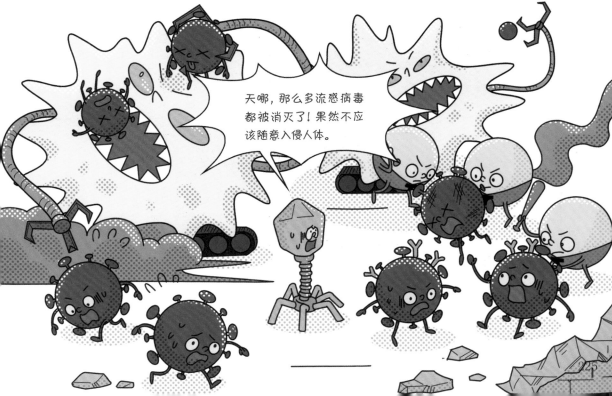

天哪，那么多流感病毒都被消灭了！果然不应该随意入侵人体。

225

如果病毒再次入侵

一部分B细胞会分化成为记忆细胞，当相同的抗原再次入侵时，它们能在抗原入侵而尚未患病之前或病症很轻之时，就把它们消灭。记忆细胞可在人体内存在数月，甚至数年，使人体避免受到相应病原体的二次入侵。所以，很多病一生只会得一次。

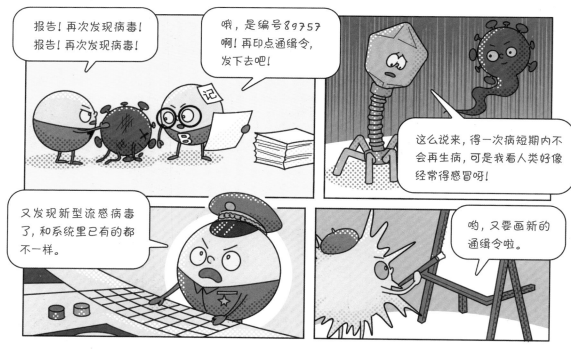

病毒引起的感冒虽然症状相似，但由于流感病毒的核酸是RNA，RNA在复制的过程中容易发生突变，一旦病毒的表面抗原发生改变，就会导致B淋巴细胞产生的抗体"通缉令"对它失去效果。

免疫细胞工作流程

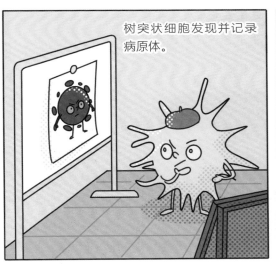

树突状细胞发现并记录病原体。

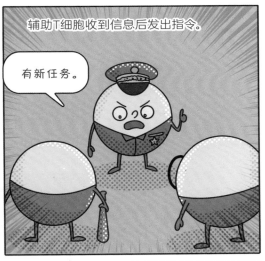

辅助T细胞收到信息后发出指令。

有新任务。

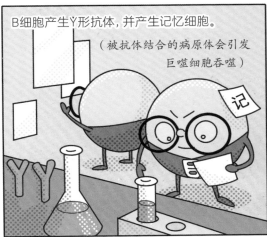

B细胞产生Y形抗体，并产生记忆细胞。

（被抗体结合的病原体会引发巨噬细胞吞噬）

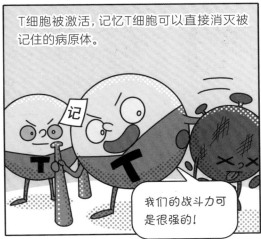

T细胞被激活，记忆T细胞可以直接消灭被记住的病原体。

我们的战斗力可是很强的！

白细胞家族

负责免疫功能的细胞，无论是在第二道防线中出现的巨噬细胞、中性粒细胞还是在第三道防线中出现的淋巴细胞，都属于白细胞。虽然叫白细胞，但其实它们是无色透明的。

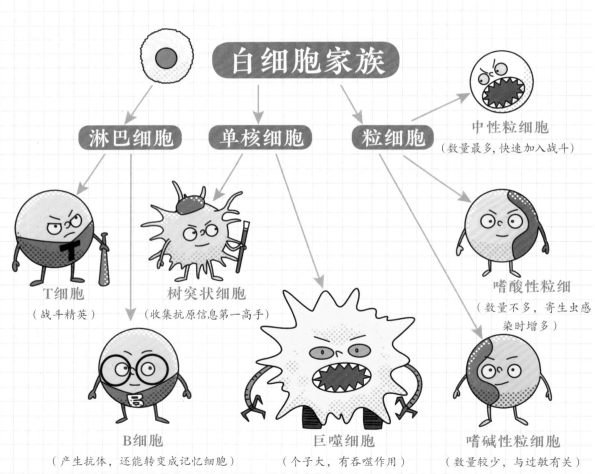

白细胞家族

淋巴细胞　　单核细胞　　粒细胞

中性粒细胞
（数量最多,快速加入战斗）

T细胞
（战斗精英）

树突状细胞
（收集抗原信息第一高手）

嗜酸性粒细
（数量不多，寄生虫感染时增多）

B细胞
（产生抗体，还能转变成记忆细胞）

巨噬细胞
（个子大，有吞噬作用）

嗜碱性粒细胞
（数量较少，与过敏有关）

病原体检测

　　虽然病原体总是来势汹汹，但如果医生能在第一时间找到发病部位及病原体，往往就能有效控制疾病。如果你是医生，你将如何逐一排查，找到最终的病因呢？见游戏手册。

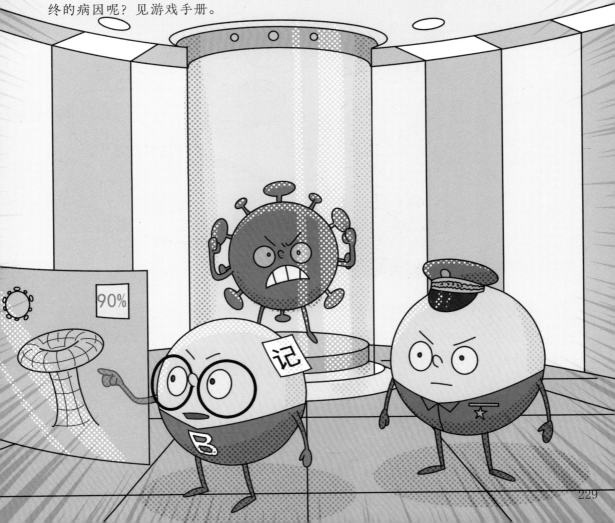

超级厉害的新朋友

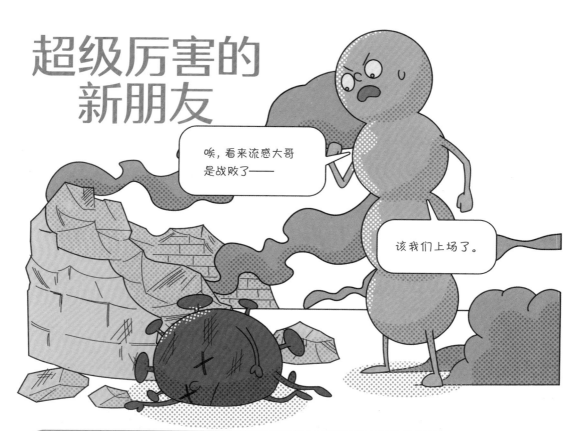

肺炎球菌小档案

【分　类】	细菌界
【大　小】	直径约1微米
【形　状】	成双或短链状排列
【特　征】	有荚膜，无鞭毛，不形成芽胞
【入侵方式】	通过呼吸道入侵
【感染症状】	大叶性肺炎等

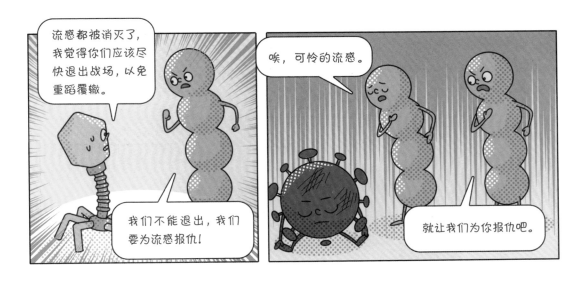

通过抗体锁定侵入体内的流感病毒，免疫细胞们正在努力将流感一举消灭，以绝后患。

然而也因为抗体的特异性，这批抗体只对流感病毒有效，新入侵的肺炎球菌并不在通缉名单上！与病毒进入细胞内复制的方式不同，细菌会附在细胞上进行分裂，在条件适宜的情况下，它们约20分钟就会分裂一次。

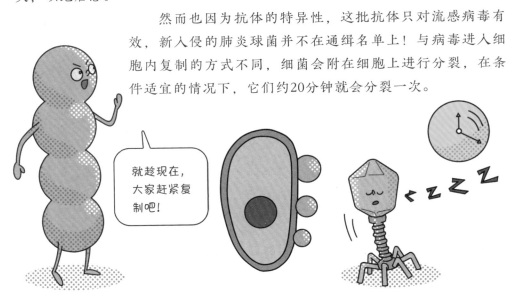

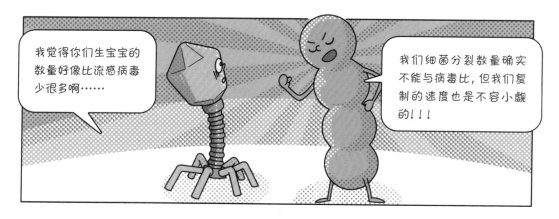

在最佳条件下，8小时后，1个细菌可增殖到百万个。24小时后，细菌繁殖的数量可庞大到难以统计的程度。

但实际上，由于细菌在繁殖过程中会消耗大量的营养物质，积累的毒素让周围环境变得不适合生存，所以一般情况下细菌并不会始终保持原速度进行无限增殖。

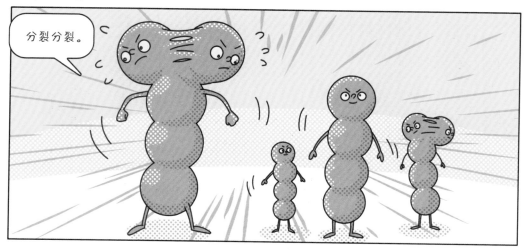

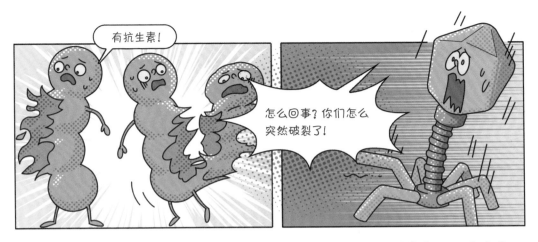

抗生素是一类有抑菌或杀菌作用的物质，主要是针对细菌有而人类（或其他动植物）没有的机制或结构进行作用的。

比如肺炎球菌的细胞壁特别厚，有一类抗生素就可以抑制细菌细胞壁的合成，对消灭肺炎球菌非常有效。而人类是没有细胞壁的，所以抗生素对人体的细胞没有伤害。

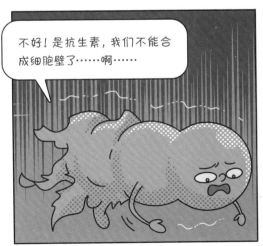

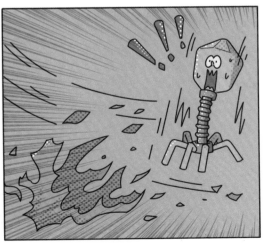

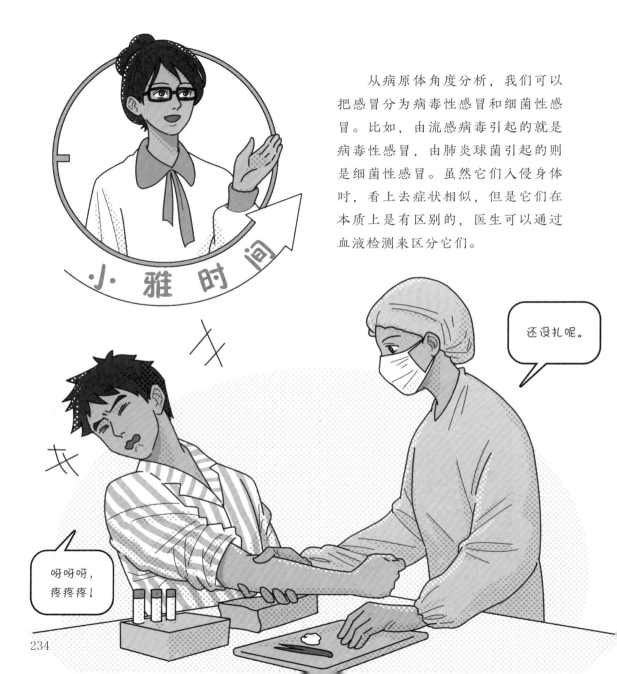

从病原体角度分析，我们可以把感冒分为病毒性感冒和细菌性感冒。比如，由流感病毒引起的就是病毒性感冒，由肺炎球菌引起的则是细菌性感冒。虽然它们入侵身体时，看上去症状相似，但是它们在本质上是有区别的，医生可以通过血液检测来区分它们。

病毒性与细菌性

	病毒性感冒	细菌性感冒
病原体	流感病毒等	肺炎球菌等
症状	上呼吸道症状明显，一般鼻腔流涕、鼻塞现象明显	扁桃体或咽部红肿疼痛脓痰是细菌性感染特点
病程	一周左右自愈，发热三天后基本恢复	若有发烧症状又无药物介入，病情会越来越严重
验血单	通常白细胞计数减少	通常白细胞计数升高，中性粒细胞增加

　　一般抗生素只对部分细菌有效，并不能杀死病毒，所以要在医生指导下合理使用抗生素。

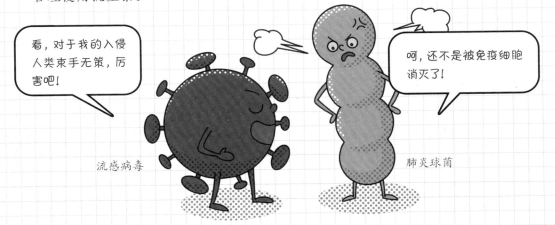

看，对于我的入侵人类束手无策，厉害吧！

呵，还不是被免疫细胞消灭了！

流感病毒

肺炎球菌

以肺炎球菌为例，像最常见的青霉素等抗生素可以直接破坏肺炎球菌的细胞壁，而红霉素等另外一些抗生素则会阻止细菌细胞壁的合成。

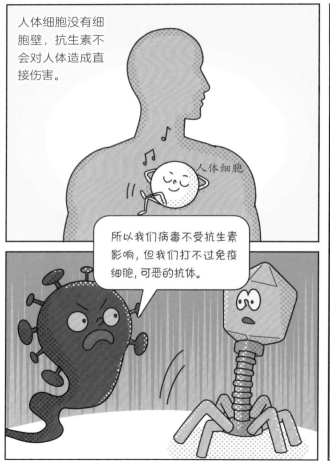

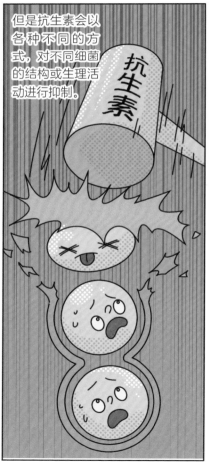

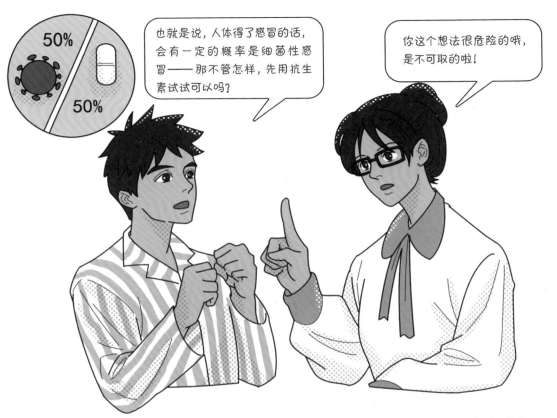

　　虽然抗生素看上去不会对我们的身体造成直接损伤，但是抗生素会对体内很多细菌起作用，并不只针对那些在暴发的病原体，往往会误伤肠道内的正常菌群或是有益菌群，从而造成胃肠菌群失衡，细菌尸体产生的过多毒素还会增加肝、肾的负担。

　　最可怕的是，在细菌与抗生素不断的斗争中，细菌耐受抗生素环境的能力（耐药性）越来越强，它们还可能会伴随抗生素的升级换代发生协同演化，甚至突变出耐受多种抗生素的超级细菌。

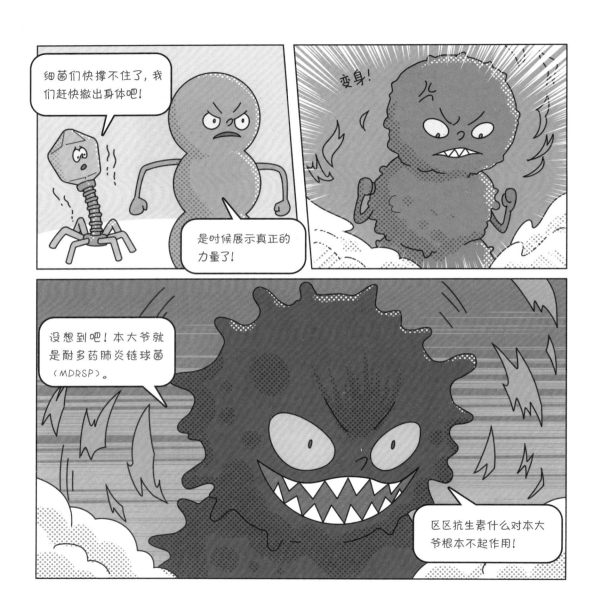

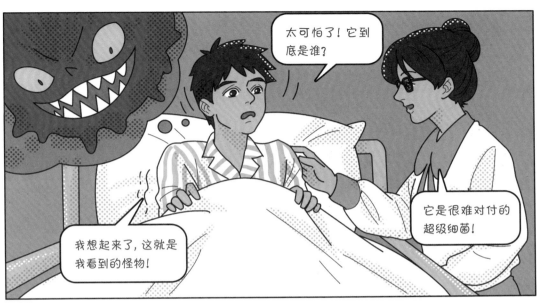

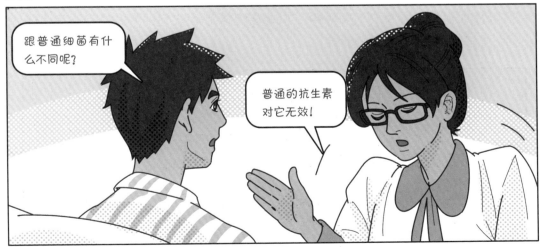

超级细菌

超级细菌不是特指某一种细菌，而是泛指那些对多种抗生素具有耐药性的细菌，它的准确称呼应该是"多重耐药性细菌"。

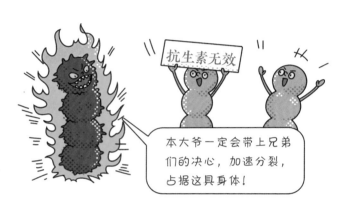

基因突变是产生超级细菌的根本原因。在抗生素诞生后，因为人们广泛使用抗生素，甚至预防性使用抗生素，造成抗生素的滥用，加速了细菌变异产生耐药性。

具有耐药能力的细菌也可能通过不断的变异，获得针对不同抗菌药物的耐药能力，这种能力不断强化，细菌逐步从单一耐药到多重耐药甚至泛耐药，最终成为耐多药超级细菌。

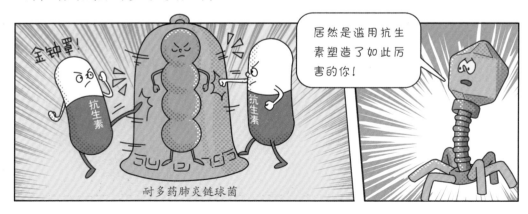

耐多药肺炎链球菌

丧钟为谁而鸣

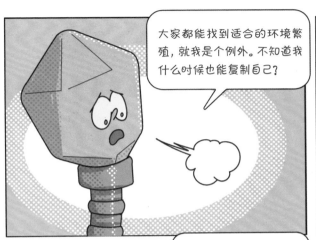

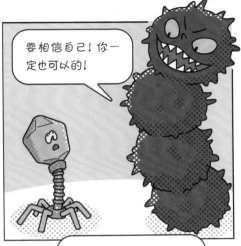

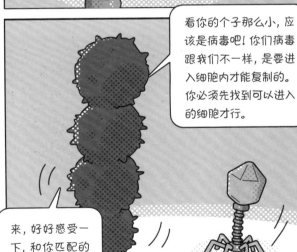

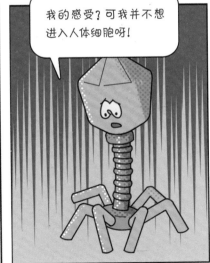

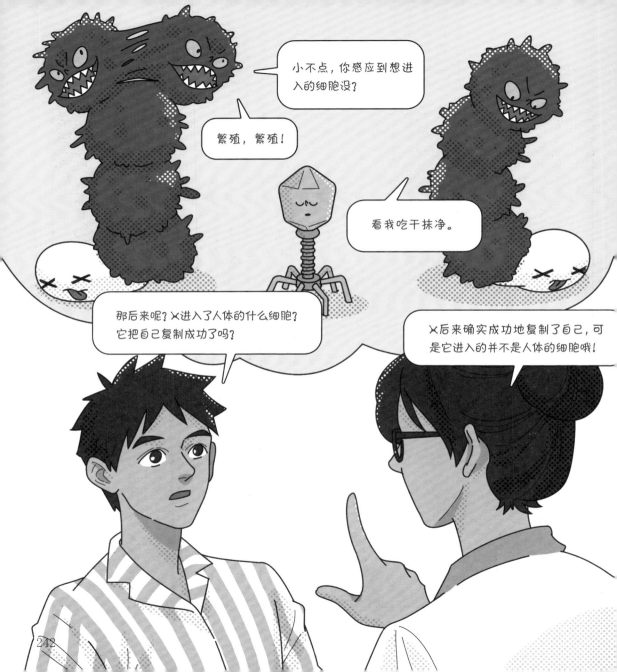

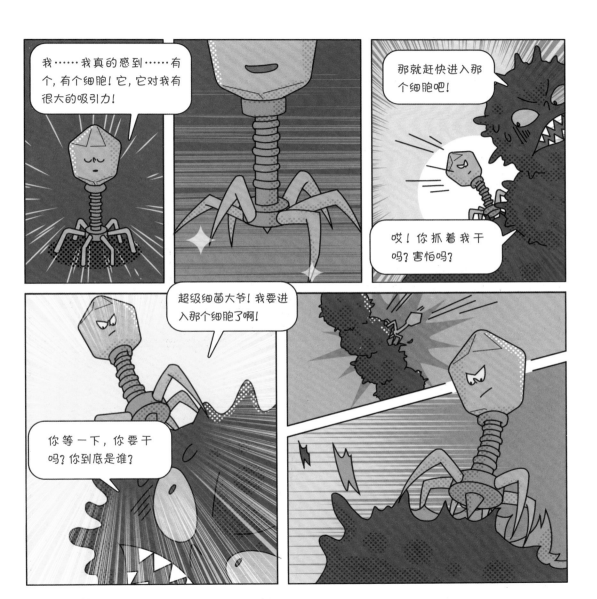

肺炎球菌体内

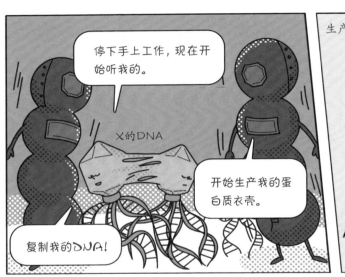

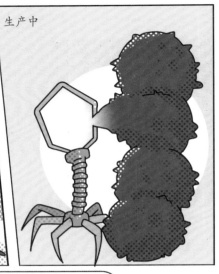

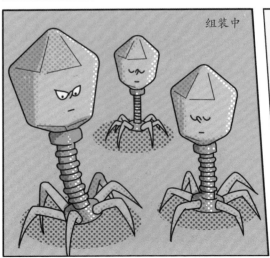

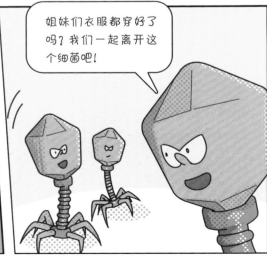

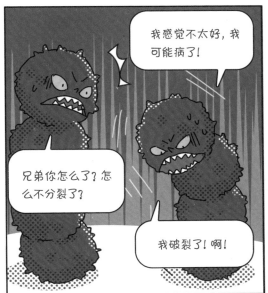

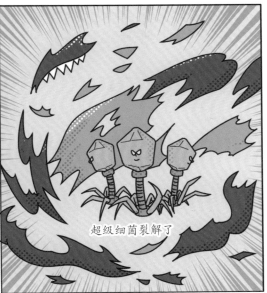

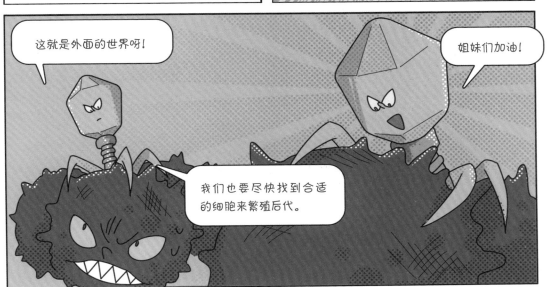

超级细菌团灭

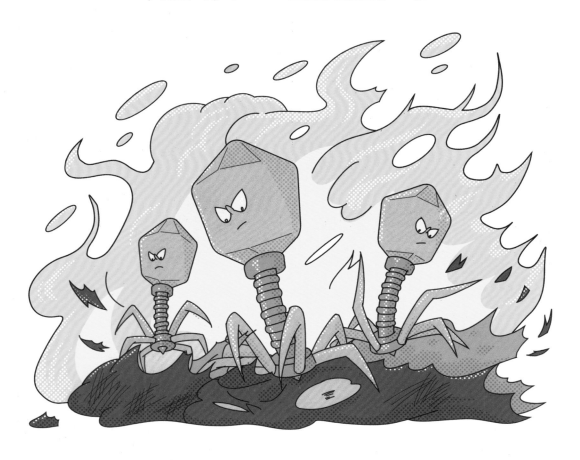

　　X进入的是超级细菌体内，它们复制自己的同时成功消灭了MDRSP超级细菌。

X侵袭超级细菌全过程

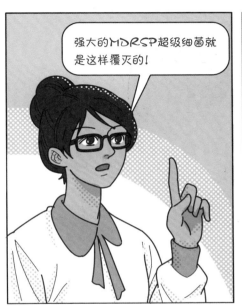

强大的MDRSP超级细菌就是这样覆灭的！

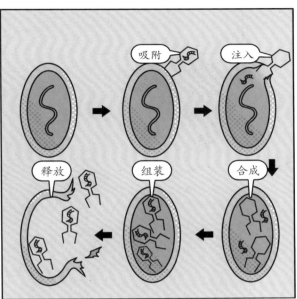

吸附

注入

释放

组装

合成

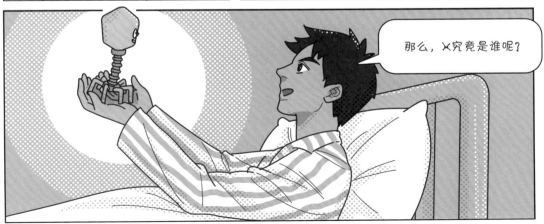

那么，X究竟是谁呢？

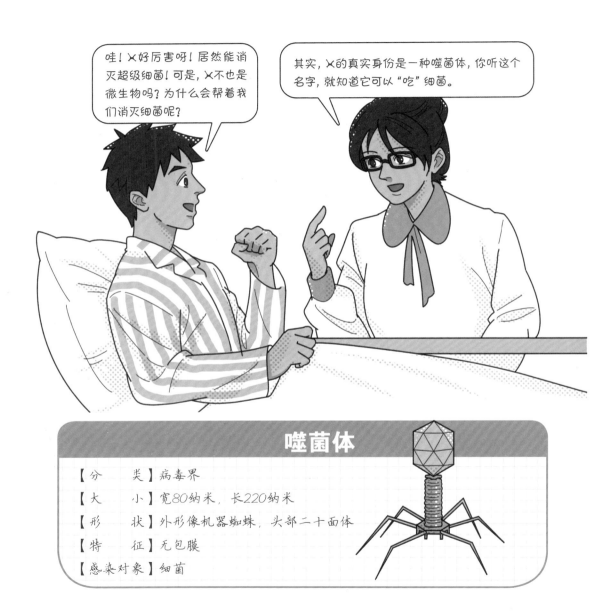

哇！X好厉害呀！居然能消灭超级细菌！可是，X不也是微生物吗？为什么会帮着我们消灭细菌呢？

其实，X的真实身份是一种噬菌体，你听这个名字，就知道它可以"吃"细菌。

噬菌体

【分　类】病毒界

【大　小】宽80纳米，长220纳米

【形　状】外形像机器蜘蛛，头部二十面体

【特　征】无包膜

【感染对象】细菌

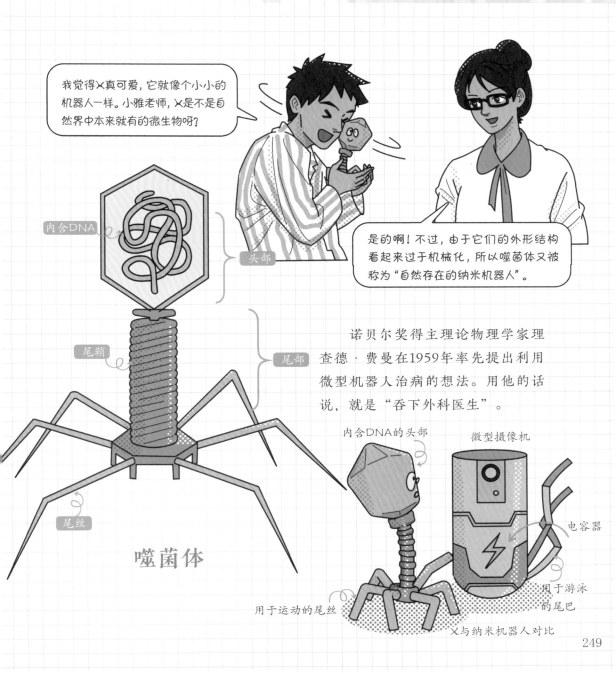

我觉得X真可爱，它就像个小小的机器人一样。小雅老师，X是不是自然界中本来就有的微生物呀？

是的啊！不过，由于它们的外形结构看起来过于机械化，所以噬菌体又被称为"自然存在的纳米机器人"。

内含DNA

头部

尾鞘

尾部

尾丝

噬菌体

诺贝尔奖得主理论物理学家理查德·费曼在1959年率先提出利用微型机器人治病的想法。用他的话说，就是"吞下外科医生"。

内含DNA的头部

微型摄像机

电容器

用于运动的尾丝

用于游泳的尾巴

X与纳米机器人对比

249

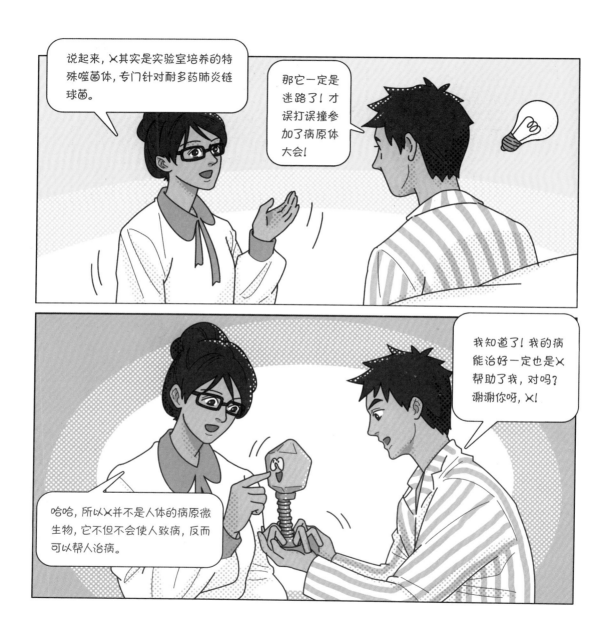

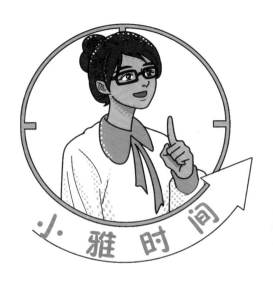

小雅时间

健康贴士

1. 感冒可分为病毒性感冒和细菌性感冒，医生可以通过验血报告区分。

2. 病毒性感冒没有特效药，但一般情况下多喝水多休息，我们的免疫系统就能战胜病毒。

3. 细菌性感冒可以在医生的指导下使用抗生素治疗，否则病情可能会愈演愈烈。

4. 抗生素虽然是对抗细菌感染的特效药，但是滥用抗生素可能会产生超级细菌，对多种抗生素耐药的超级细菌特别难治且病死率很高。

5. 发烧温度不是太高时，不要急着降温（成人不高于38.5℃，儿童不高于39℃）。体温的升高既可以抑制病原体复制也可以激发免疫力。

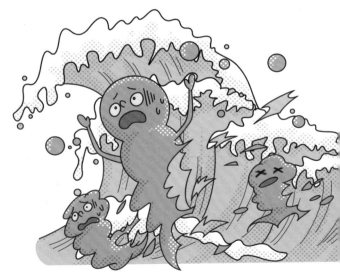

病原体入侵

在这场免疫战役中，流感病毒和肺炎球菌虽然成功入侵大量繁殖，但最终都敌不过我们人体强大的免疫系统。

想象一下，假如你是一个病原体微生物，在学习了人体结构和人体免疫的相关知识后，能不能模拟入侵你想去的细胞呢？一起来试一试吧。具体玩法见游戏手册。

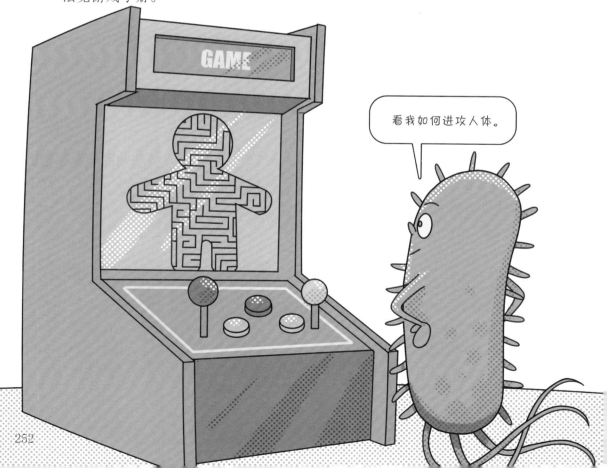

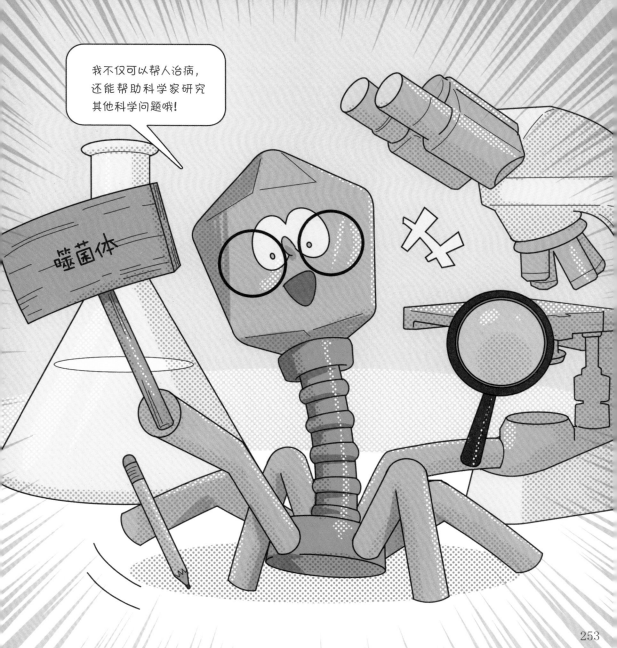

科学家研究噬菌体可不仅是为了对抗疾病。例如，以前人们分不清最重要的遗传物质是DNA还是蛋白质，正是针对X（噬菌体）的实验帮助科学家找到了答案。

1952年，美国科学家赫尔希和蔡斯用"噬菌体侵染细菌"的实验，证明了DNA就是遗传物质。

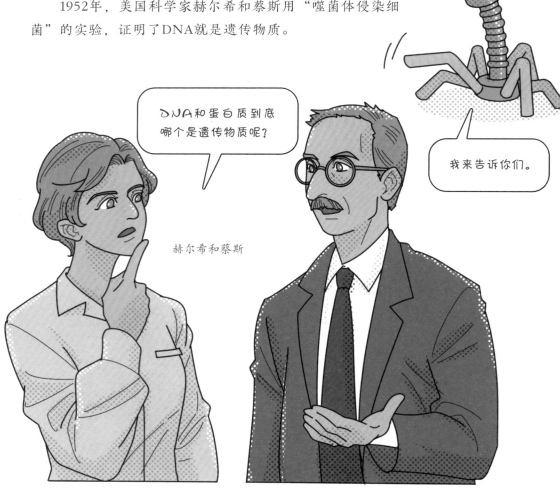

DNA和蛋白质到底哪个是遗传物质呢？

赫尔希和蔡斯

我来告诉你们。

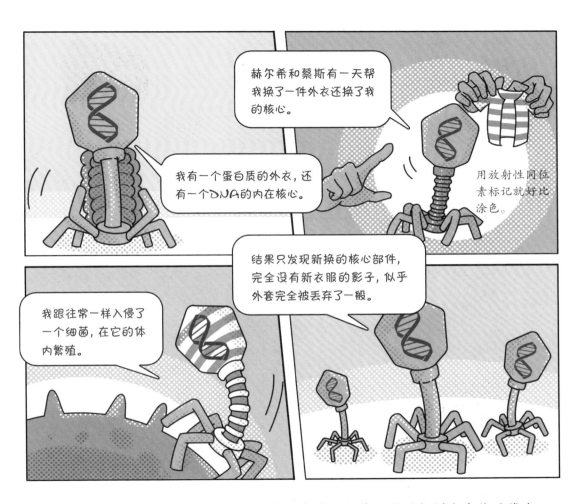

　　原来被标记的蛋白质衣壳根本就没有进入细菌，所以复制出来的后代当然也没有蛋白质标记成分，只能找到被标记的DNA成分。由此，可以确定进入细胞内的遗传物质是DNA而不是蛋白质。

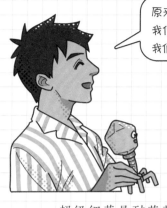

原来X还帮科学家做过那么多研究，真是我们人类的好朋友——那有了噬菌体，我们是不是就不用害怕超级细菌了呀？

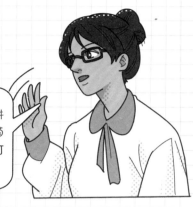

不不不，就像刚才的故事里讲的那样：从本质上来说，噬菌体是一种病毒，所以它只是可以"入侵特定的宿主"。

超级细菌是耐药菌的统称，并不是专指某一种细菌。

每一种超级细菌或许都能找到相应的噬菌体。但是，这需要一段较长的寻找过程，需要做大量的实验，还需要对噬菌体进行培养和保存——可不是一件容易办到的事情。

所以，现在针对普通的细菌感染，主要的治疗手段还是使用抗生素。在大部分国家（包括我国），噬菌体的治疗方案仅可在实验室进行，还不能运用于临床治疗上。噬菌体的针对性太强，一般还针对某种宿主菌的某种类型，由于一些细菌有多种不同的变异类型，因此有时需要十几种噬菌体才能解决一种疾病。

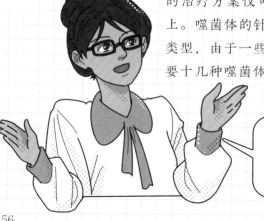

噬菌体只能针对某一类型的宿主，导致其使用范围太窄。这个特性到底算是优点还是缺点呢？

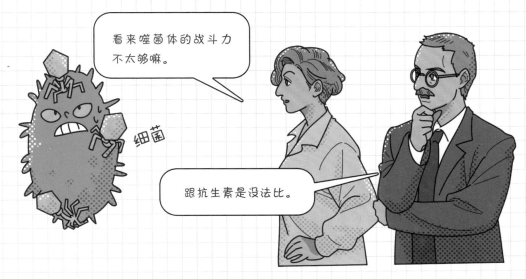

看来噬菌体的战斗力不太够嘛。

细菌

跟抗生素是没法比。

相比抗生素的"大杀四方"，噬菌体的战斗力确实有所不及。但是噬菌体有一个优点，因为它们可以在细菌体内增殖，注射一次就可以达到很好的治疗效果。

若用抗生素治疗，需要保持一定的药物浓度，所以需要按照医嘱持续不断多次服药。随意停药或不当用药还会增加产生超级细菌的风险。

噬菌体不会误杀肠道有益菌还能对付抗生素难以应付的超级细菌，所以是很棒的研究方向。但噬菌体应用于临床医疗，还有很长的路要走。

抗生素：

需要补充弹药还会误杀友方，无法对付超级细菌。

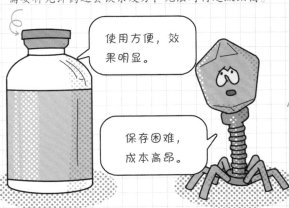

使用方便，效果明显。

保存困难，成本高昂。

噬菌体：

能对付超级细菌，要找到适合的噬菌体需要进行培养。

住在人体内的微生物

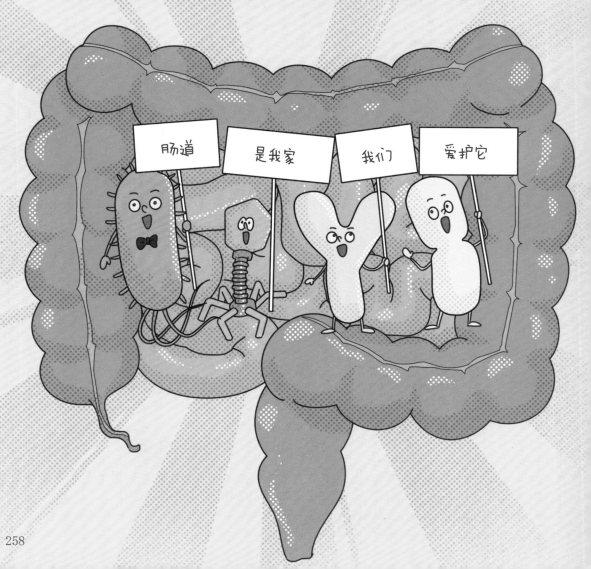

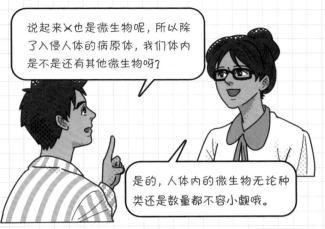

说起来X也是微生物呢，所以除了入侵人体的病原体，我们体内是不是还有其他微生物呀？

是的，人体内的微生物无论种类还是数量都不容小觑哦。

人体基因组有2万多个基因，而在我们体内长期定居的微生物的基因数量有近千万个，是人体基因总量的500倍。

一个体重60千克的成年人体内大约有2千克的微生物。它们在人体内长期定居，生存繁衍，还会影响着我们身体的一系列代谢活动。

人体内的微生物主要存在于消化道中，比如口腔和肠道。曾经人们以为胃中超酸的环境没有微生物，但后来马歇尔和沃伦发现了幽门螺杆菌。但事实上如幽门螺杆菌这样可以在体外观察培养的细菌并不算多，所以长久以来大家都觉得大脑、胎盘等结构中肯定是没有微生物的。

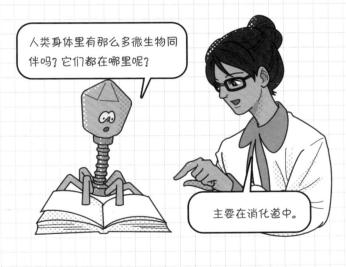

人类身体里有那么多微生物同伴吗？它们都在哪里呢？

主要在消化道中。

　　随着科学技术的发展，科学家通过基因测序的方式，发现人体几乎所有的地方都能检测出微生物的基因，微生物的痕迹真是无处不在啊。

帮助消化的微生物

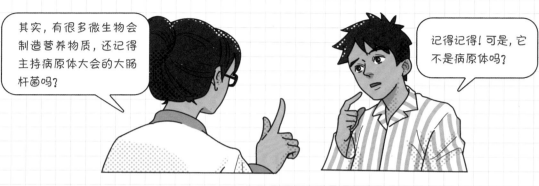

其实，有很多微生物会制造营养物质，还记得主持病原体大会的大肠杆菌吗？

记得记得！可是，它不是病原体吗？

实际上，大肠杆菌是一个大家族，它们中有一类是致病性的大肠杆菌，会分泌毒素引发感染，产生带血腹泻、发热呕吐等，而大部分大肠杆菌对于人体是无害的。一些生活在肠道中的大肠杆菌会消耗一部分人体肠道内的营养物质，同时制造出人体所需要的多种维生素，如维生素K和维生素B_{12}。它们与人体就像室友的关系，互惠互利，和谐共处。

但是也要注意，如果这些本来无害的大肠杆菌不在肠道里老实待着，而是进入了血液或者神经系统的话，也会引起肠外感染，甚至引发败血症等，如果不及时治疗甚至可能威胁生命。

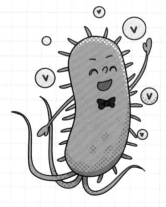

大肠杆菌在肠道里生产维生素

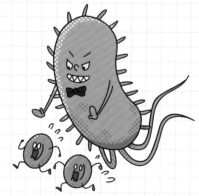

大肠杆菌在血液里引起败血症，在泌尿系统引起尿路感染

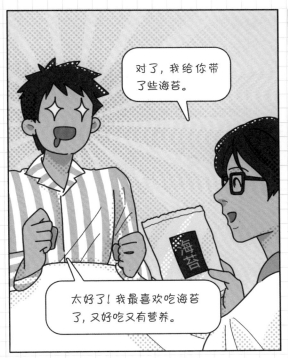

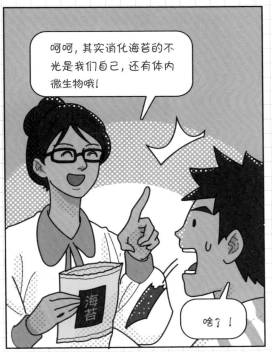

食物在被吸收之前，先要在消化酶的作用下分解成小分子物质，这个过程就叫消化。比如淀粉酶和麦芽糖酶把淀粉分步分解为可以被吸收的葡萄糖。

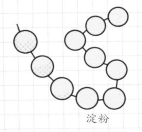

淀粉

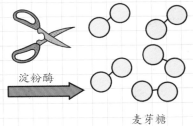

淀粉酶

麦芽糖

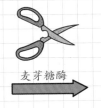

麦芽糖酶

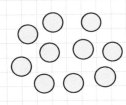

葡萄糖

海苔的原料是紫菜的一种，只有海洋细菌产生的特殊的酶才能将它们分解。可是人体本身并不能产生这样的酶，所以也不能消化紫菜。

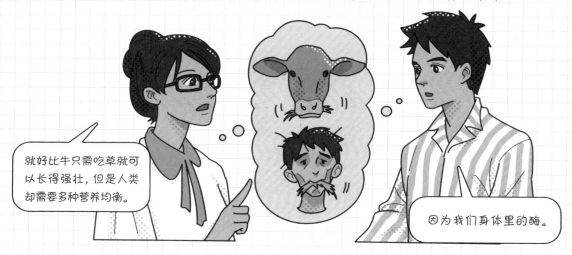

就好比牛只需吃草就可以长得强壮，但是人类却需要多种营养均衡。

因为我们身体里的酶。

虽然人类本身没有办法消化紫菜，但是人体内的微生物却可以做到。这些住在人体内的"紫菜细菌"可以产生消化紫菜的酶，让人们更好地获取紫菜中的营养物质。

所以，人体内的微生物功不可没。

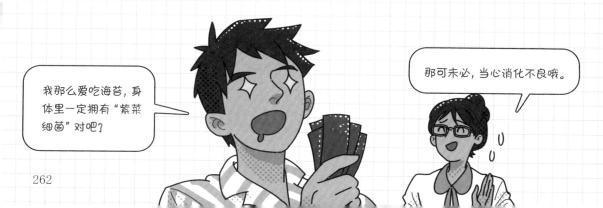

我那么爱吃海苔，身体里一定拥有"紫菜细菌"对吧？

那可未必，当心消化不良哦。

那些真正的好朋友

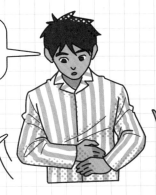

"紫菜细菌"虽然好，但是并不是每个人的肠道里都有。

不知道我身体里有没有呢。

我们每个人身体里都有一些能够帮助我们的微生物小伙伴哦。

我们通常把能在体内生活的有益活性微生物称为益生菌。它们主要分布在肠道内，可以促进营养物质吸收，调节人体免疫，调理肠胃等。

我们还可以在哪里找到益生菌呢？

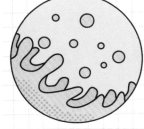

促进营养物质吸收

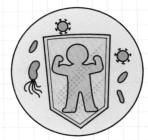

调节人体免疫

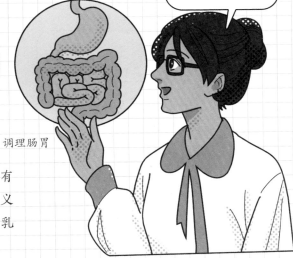

调理肠胃

目前，人们发现的益生菌大约有1000种，其中最有名的，被科学家定义为核心益生菌的主要是乳杆菌（也称乳酸菌）和双歧杆菌家族。

双歧杆菌，是一种分叉的杆菌，最早由法国的儿科医生蒂瑟尔从母乳喂养的健康宝宝粪便中分离培养，蒂瑟尔发现这种微生物可以治疗肠道感染方面的疾病。

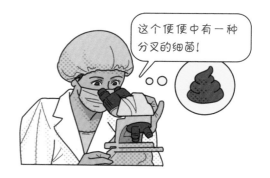

双歧杆菌

【分　　类】	细菌界
【大　　小】	宽0.5～1.3微米，长1.5～8微米
【特　　征】	常呈分支状，无芽孢，无荚膜，无鞭毛
【主要功能】	改善免疫系统紊乱导致的肠道疾病

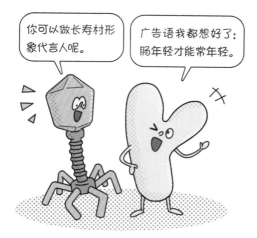

双歧杆菌是人体肠道内的"清道夫"，它们可以与其他益生菌一起保卫我们的肠道健康。除了可以治疗便秘和腹泻外，它们还可以提高人体的健康与免疫水平。据说世界上不少长寿地区的长寿老人，肠道内的双歧杆菌仍然保持着青壮年人的水平。

与双歧杆菌功能类似，乳杆菌是更为常见的益生菌——我们可以很容易地在酸奶、乳酸菌饮料、奶酪或婴幼儿配方食品中找到它们。

除了调理肠胃，乳杆菌还有一些其他的功能，比如成功在肠道居住的乳杆菌还能帮助我们对抗其他有害菌入侵。

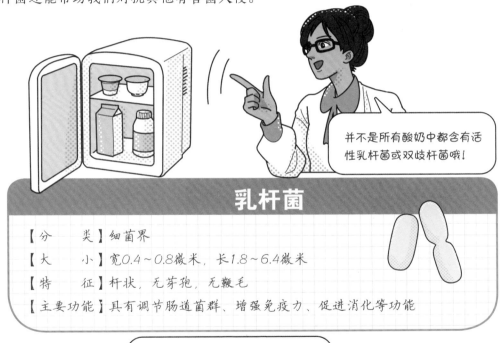

并不是所有酸奶中都含有活性乳杆菌或双歧杆菌哦！

乳杆菌

【分　　类】细菌界

【大　　小】宽0.4～0.8微米，长1.8～6.4微米

【特　　征】杆状，无芽孢，无鞭毛

【主要功能】具有调节肠道菌群、增强免疫力、促进消化等功能

食品和药品中的乳杆菌一般需要满足耐酸性等特点，就是为了让它们可以尽可能到达肠道。

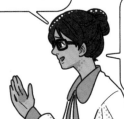

胃中不是有胃酸吗？食物中的乳杆菌能够到达肠道吗？

但是，它们的护盾能力不足，并不是所有的乳杆菌都能顺利到达肠道。

微生物打造的微环境

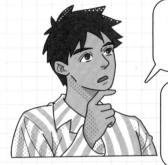

就算到达肠道，我们体内的免疫系统，会不会伤害这些住在消化道里的益生菌呢？

不会，因为它们住的地方，其实还是身体之外哦。还记得前面说过的么，我们的消化道不属于内环境，这些黏膜更像是人体的内表皮。

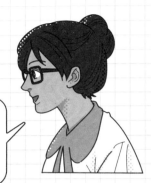

连通外界的消化道、呼吸道或者尿道等都不属于内环境的范畴，它们与皮肤一起构成了我们的表皮。

这些在肠道等内表皮上安居落户的微生物，是在漫长的演化中与我们形成联盟，帮助抵御外来微生物入侵的伙伴。比如肠道中的乳酸乳球菌可以产生乳酸菌素，可以抑制多种致病菌的生长。

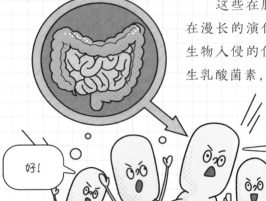

好！

我们一起产生乳酸，不给其他细菌生存空间！

所以，如果随意使用抗生素类药物，伤害性是很大的。善待我们体内的共生微生物，其实也是为免疫系统筑起更坚固的壁垒。

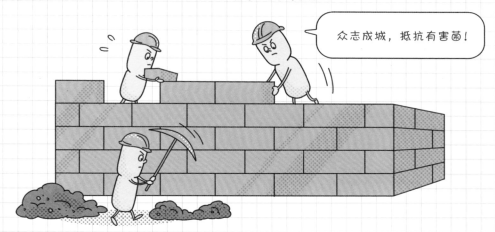

有时候，人为地打破体内菌群原本的平衡，还有可能会让我们患病。

比如，有些女孩子会在正常情况下随意使用含有杀菌剂成分的洗液冲洗阴道，结果反而引起真菌感染，引发真菌性阴道炎。

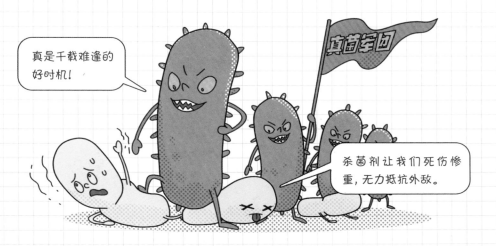

训练免疫系统

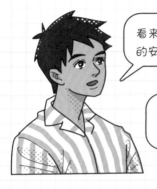

看来体内常驻的正常菌群能保护身体的安全呢。

是的，它们还可以训练我们的免疫系统，让我们的自身免疫更强大哦。

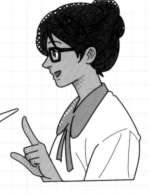

人体内的许多微生物对免疫系统本身也有很大的意义，尤其是在成长早期，如果微生物定居受到干扰，就有可能影响孩子的健康。因此，生病时要遵医嘱，不可随意使用抗生素，以免扰乱体内菌群。

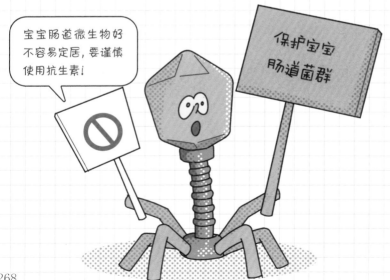

宝宝肠道微生物好不容易定居，要谨慎使用抗生素！

保护宝宝肠道菌群

科学家发现，在成长的早期要适当地促进微生物进入孩子体内。一味地追求绝对干净反而对孩子不利，还会增加过敏、哮喘、湿疹等疾病的发病率。

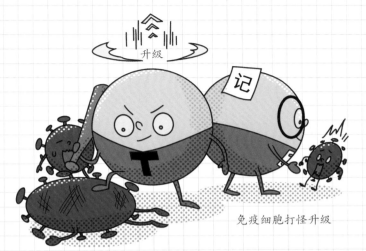

升级

免疫细胞打怪升级

普通环境

实际上环境中大部分微生物对孩子有益，而且孩子的免疫系统也需要不断操练变得更加强大。

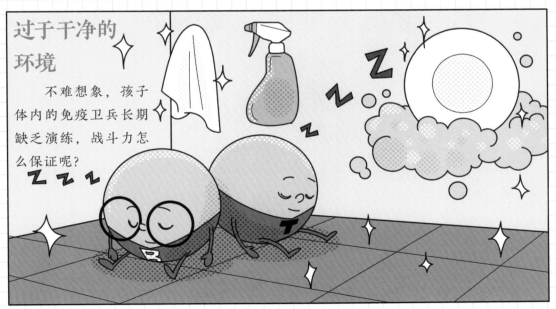

过于干净的环境

不难想象，孩子体内的免疫卫兵长期缺乏演练，战斗力怎么保证呢？

婴儿的抵抗力相对比较弱，特别容易生病，但是科学家发现越早接触细菌，宝宝的免疫力也会越强。

为了增强宝宝的抵抗力，2012年，美国纽约大学微生物学家多明格斯·贝洛还尝试为剖宫产的宝宝定制"微生物浴"，用含有母亲产道微生物的纱布擦拭新生儿的全身，确实有利于提升宝宝的免疫力。

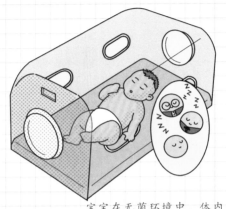

宝宝在无菌环境中，体内免疫细胞们可能也在睡觉

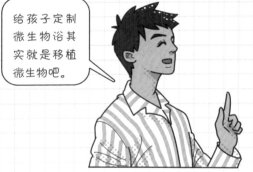

给孩子定制微生物浴其实就是移植微生物吧。

这可不是最早的微生物移植，微生物移植古来有之。

移植粪便听起来很荒谬，但其实古人就有实践，东晋葛洪的《肘后备急方》以及李时珍的《本草纲目》中都有记载。

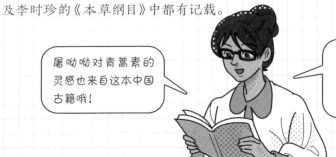

屠呦呦对青蒿素的灵感也来自这本中国古籍哦！

绞粪汁，饮数合至一二升，谓之黄龙汤，陈久者佳。这是东晋葛洪《肘后备急方》中记载的啦！

粪菌移植

　　首先了解一下我们的便便，粪便是消化系统无法吸收的食物残渣，除水分外的固体成分中含有多种肠道微生物，且基本上是活菌。所以移植粪便其实移植的是健康人的肠道微生物，可以帮助病人重新建立肠道菌群。

　　如今，肠道的微生物紊乱已经被证明和肥胖、脱发、过敏、糖尿病、癌症等多种健康问题相关。

　　然而，益生菌产品的有效性还存在很多问题，直接从健康人的肠道去获取益生菌不失为一个好办法，于是，"粪菌移植"就诞生了。

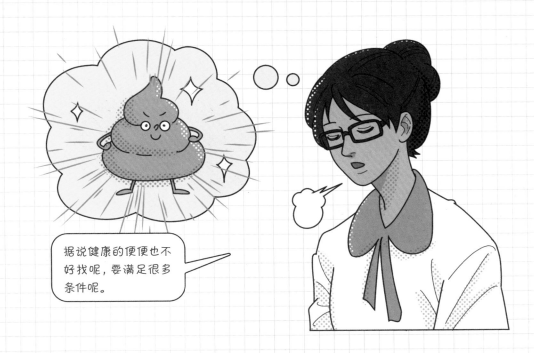

据说健康的便便也不好找呢，要满足很多条件呢。

粪菌移植过程

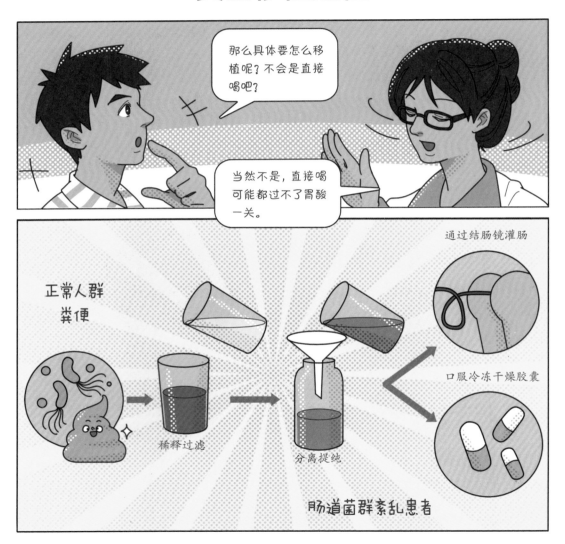

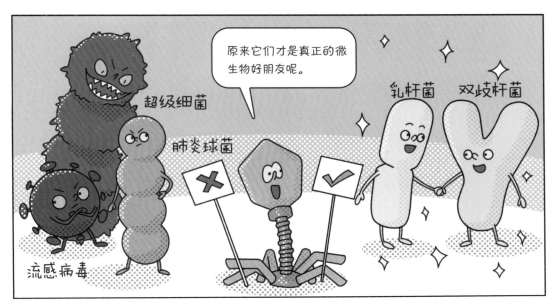

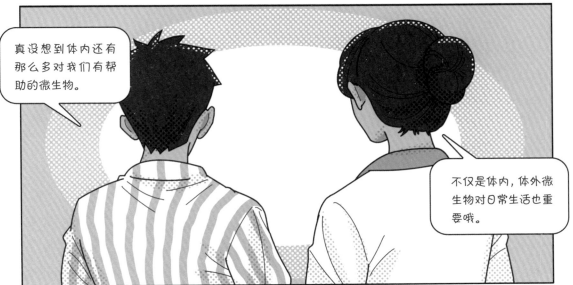

自然界微生物好帮手

除了人体内部，其实地球上到处都有微生物的踪迹。例如含有微生物最多的是土壤。和我们一起生存在地球上的其他动植物体内也有很多微生物。

在我们人类还看不见微生物的时候，我们就能非常熟练地让它们来帮助我们加工食物啦。而在我们全面认识微生物的现代，对于微生物更是全方位地应用。

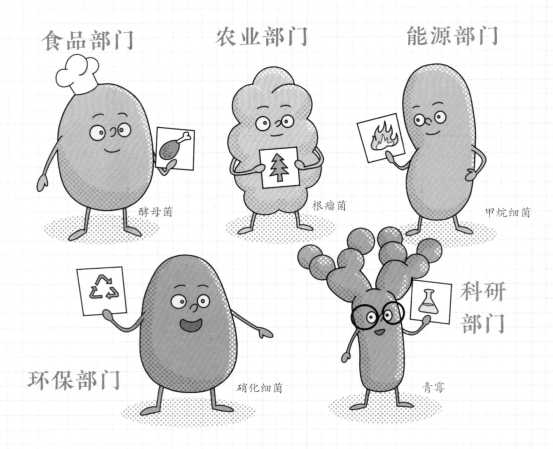

食品部门　酵母菌

农业部门　根瘤菌

能源部门　甲烷细菌

环保部门　硝化细菌

科研部门　青霉

食品部门：化腐朽为珍馐

　　古代，人们就懂得利用各种微生物发酵的方式制造各种食物，如奶酪、酱油等，还有各种美味的酒品。所谓"酒香不怕巷子深"，之所以各家的酒香气不同，正是酒曲中微生物的区别造成的。

各种食品细菌应用

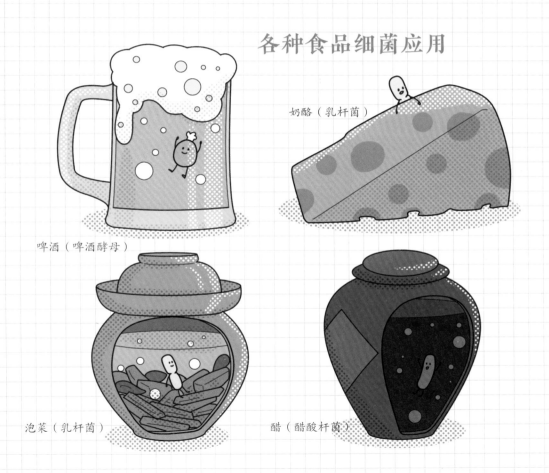

奶酪（乳杆菌）

啤酒（啤酒酵母）

泡菜（乳杆菌）

醋（醋酸杆菌）

酵母菌

酵母菌属于真菌中的小个子，是单细胞的微生物。

酵母菌的种类很多，大约有一千种，而我们平时可以在超市里购买到用来做馒头或面包的"酵母"就是其中一种酵母菌的冻干菌粉，也叫活性干酵母。它们通常需要先加入温水活化后才能放入面粉使用。

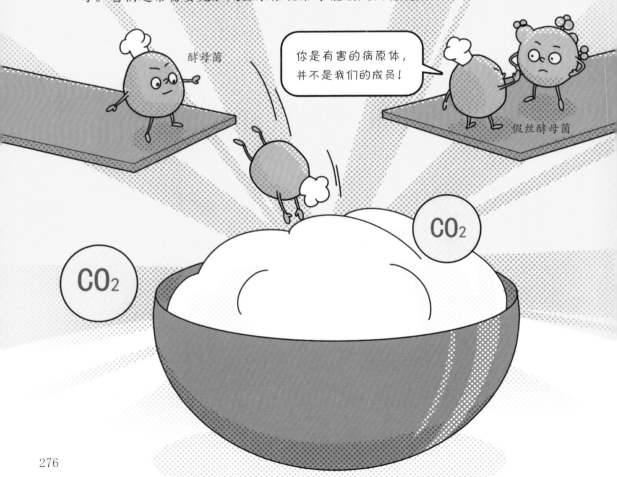

酵母菌

【分　　类】真菌界

【大　　小】宽2~6微米，长5~30微米

【特　　征】单细胞真菌，出芽生殖为主，有氧无氧环境都能生存

【主要功能】天然发酵剂

酵母菌最喜欢的食物就是糖类，面粉的主要成分是淀粉，是酵母菌喜欢吃的食物。

酵母菌的神奇之处在于既能在有氧气的环境下有氧呼吸生长繁殖，也能在没有氧气的情况下"发酵"产生二氧化碳和酒精。我们吃的馒头和面包松软多孔正是由酵母菌发酵产生二氧化碳受热膨胀造成的。

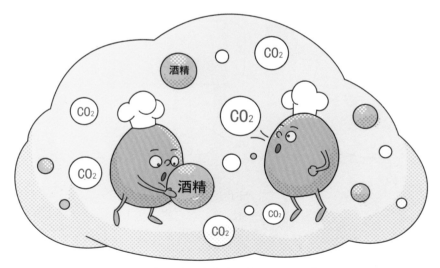

面团内的酵母菌产生二氧化碳和酒精

真菌中的大个子——食用菌

　　还有一大批微生物，它们的个子并不小，而且可以直接被人类食用，它们是食用真菌，如蘑菇、木耳、金针菇、竹荪等，食用真菌往往有丰富的蛋白质和维生素，还有多种人体必需的矿物质，很受人们欢迎。灵芝、冬虫夏草等真菌作为名贵的药材，有很高的药用价值。

　　虽然个子很大，但还是真菌，由菌丝构成，是属于微生物家族。

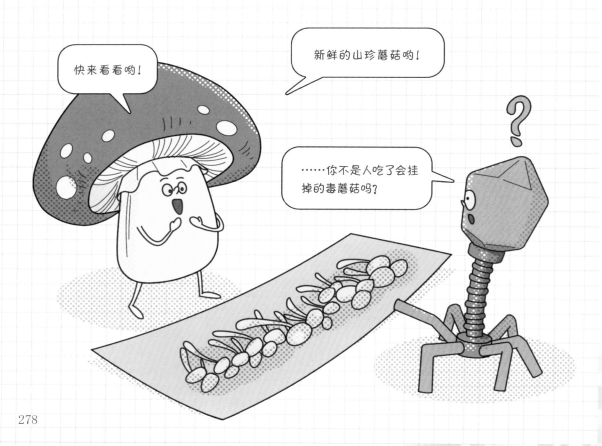

农业部门代表

拔起一棵大豆植株，洗掉根部的泥土之后，你就会看到，大豆的根部有很多小圆球，形似瘤，所以被称为根瘤，这是一种根瘤菌与植物共生的现象。根瘤菌可以固定空气中的氮气，为植物提供营养。

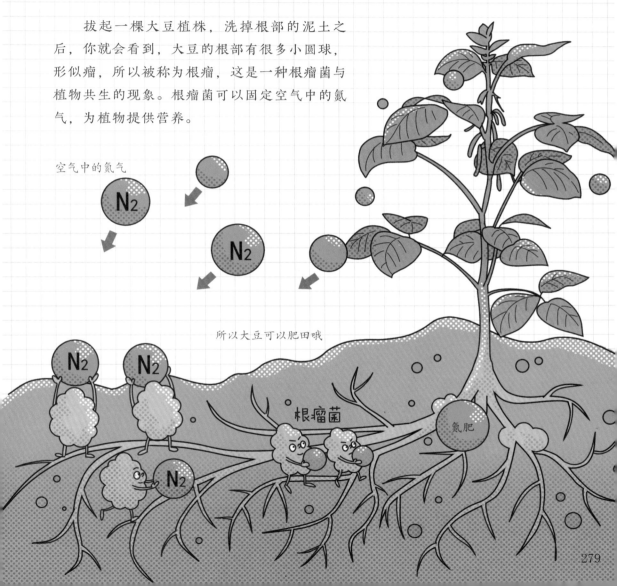

空气中的氮气

N₂

N₂

所以大豆可以肥田哦

N₂ N₂

N₂

根瘤菌

氮肥

生物防治，真正的绿色有机

　　有机食品要求其种植基地至少三年内不使用农药和化肥。可是，不使用农药怎么对抗害虫呢？没问题，人们可以找微生物帮忙！

　　在有机农场我们可以用适合的细菌和真菌来消灭害虫。比如，苏云金杆菌可以帮助杀灭菜青虫、稻螟虫等百多种害虫，白僵菌可以控制蚜虫、粉虱、介壳虫等虫害。

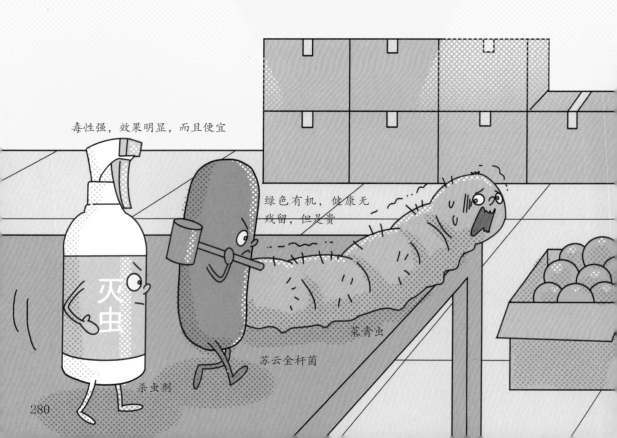

毒性强，效果明显，而且便宜

绿色有机，健康无残留，但是贵

灭虫

杀虫剂

苏云金杆菌

菜青虫

科研部门代表

　　微生物制药作为一项新兴技术，用生物过程取代化学过程的制药形式已经在世界各国的医疗卫生领域取得较好的成绩。微生物还能帮助人类制造药剂来增强免疫功能发挥抗肿瘤作用等。

　　此外，利用转基因技术，人类可以将一些特殊的基因导入可以大量繁殖的微生物体内，比如将制造胰岛素的基因导入大肠杆菌，让大肠杆菌帮助生产胰岛素。在使用这个方法之前，人们只能从牛或猪的胰腺内提取胰岛素，成本极高。此外，猪、牛的胰岛素与人胰岛素不完全相同，容易产生抗体，使用微生物制药可以大大节约成本，让普通老百姓也能获益。

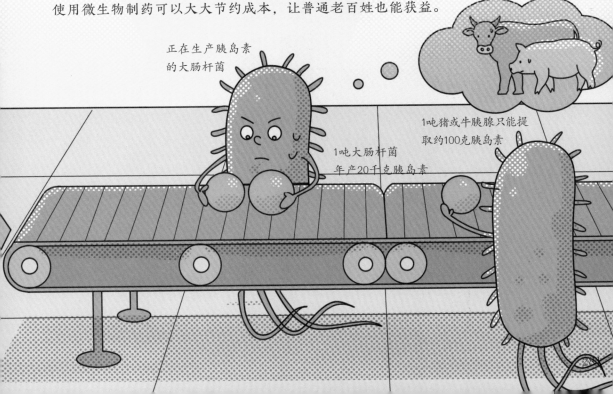

正在生产胰岛素
的大肠杆菌

1吨大肠杆菌
年产20千克胰岛素

1吨猪或牛胰腺只能提
取约100克胰岛素

抗生素

　　之前被大量提及的能够对抗细菌感染的抗生素其实是由细菌、霉菌或其他微生物产生的，最早由英国科学家弗莱明发现，在战争中挽救了大量的生命。

　　如今，抗生素的种类已达上千种，比如从青霉中提取的青霉素，还有其他真菌或细菌培养物中提取的各种抗生素如头孢霉素、金霉素等，人们还在研发更多的抗生素来对抗不断产生的细菌变异，以及超级细菌。

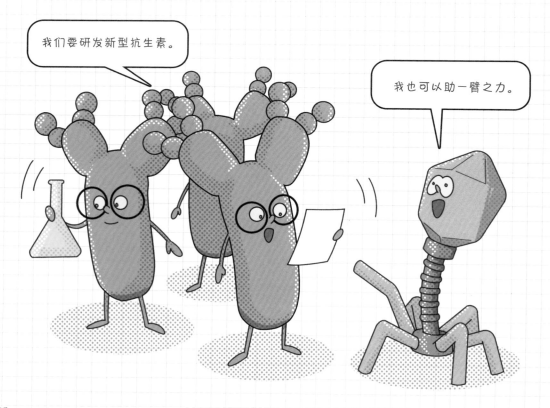

能源部门代表

　　微生物也能生产能源哦！比如甲烷细菌。

　　沼气，顾名思义是沼泽湿地里的气体。人们发现，在沼泽地、污水沟或粪池里，会有气泡冒出来。如果我们划着火柴，就可把它们点燃，这就是自然界天然产生的沼气，是一种很好的清洁能源。

　　沼气的主要成分是甲烷，由甲烷细菌通过发酵产生。因为甲烷细菌不喜欢氧气，所以生产沼气的时候记得要隔绝外界空气哦。

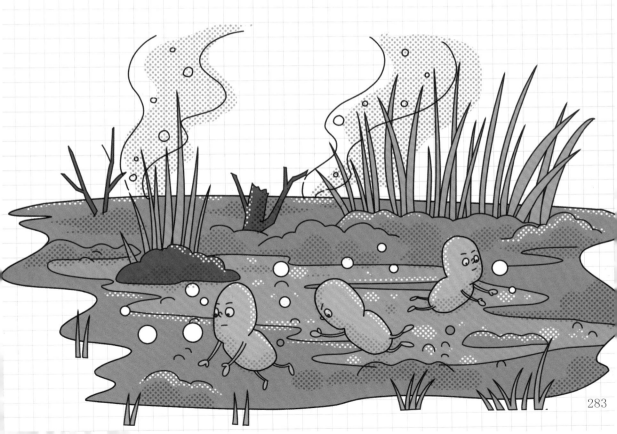

环保部门代表

　　污水排放导致河水又黑又臭，但不一定是因为里面有过量的有害物质，也有可能是污水中含有过量的氮、磷等物质——这被称为水体富营养化。过多的营养会导致藻类泛滥，鱼虾死亡。这时就需要微生物来帮忙，把那些营养"吃"掉。

　　这就是污水处理重要方法之一的生物氧化法，利用污水中大量的微生物，分解污水中的有害物质和过量营养，达到水净化的作用。硝化细菌就是常用的细菌之一，养鱼的时候也可以在鱼缸中放一些，净化水质哦。

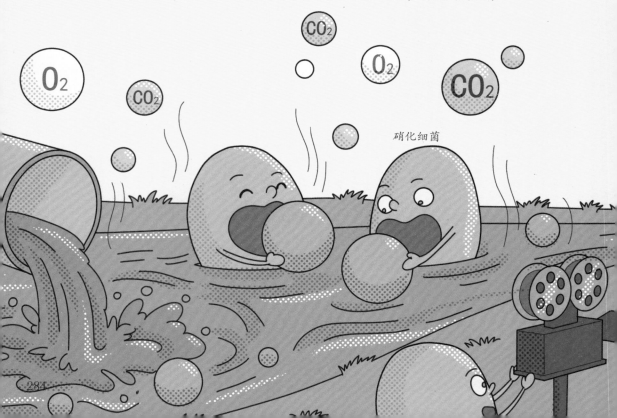

硝化细菌

降解塑料的细菌

　　对于垃圾降解，目前已有多种方式方法，但无论哪一种的降解效率都无法应对现今垃圾日益增多的数量。特别是对于一些不可降解的塑料，简直是人类的最大隐患。

　　2020年欧洲科学家找到一种突变的细菌，这种微生物能够在短短几个小时内将塑料瓶分解为有机质。这种微生物被称为TDA1。它们可以在酸性以及高温等极端条件下生存，可以与塑料垃圾为伴，能较好地起到净化环境的作用。

　　事实上，自然界中能分解塑料的细菌有很多种，但能力强弱各有不同。

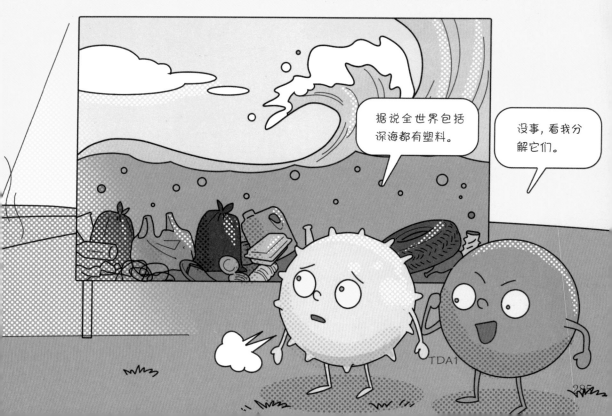

分解者

在土壤的表层有着最丰富的微生物类群，每克土壤中约含有20亿个微生物。土壤中大部分的微生物在自然界中担任着分解者的使命。这些细菌和真菌具有分解能力，能把动物的排泄物以及动植物的遗体分解成更为简单的营养物质，释放到环境中，被植物再一次利用。

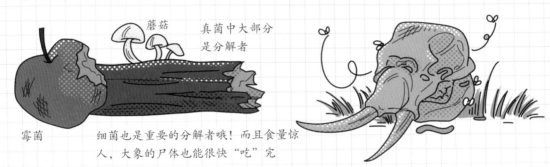

蘑菇

真菌中大部分是分解者

霉菌

细菌也是重要的分解者哦！而且食量惊人，大象的尸体也能很快"吃"完

如果没有分解者……

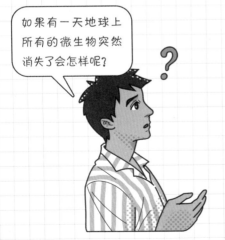

如果有一天地球上所有的微生物突然消失了会怎样呢？

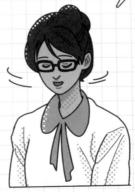

如果没有微生物，食物就不会腐坏了，传染病也会减少。但是——

如果没有微生物，食物不会腐坏。没有了攻击我们的病原体微生物，同时也没有了和我们共同成长的体内常驻微生物，听起来似乎不错。

但是，如果没有了土壤中的微生物分解者们，动植物一旦死亡，物质将被锁在尸体中无法变成无机物参与物质循环。那么世界就会被动植物的尸体和粪便占据！

微生物存在至今已经35亿年了，而人类文明只有3万~5万年。它们之中既有危害我们健康的病原体，也有对我们身体有益的益生菌，还有各种可以帮助我们更好生活的微生物伙伴们。

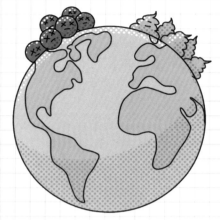

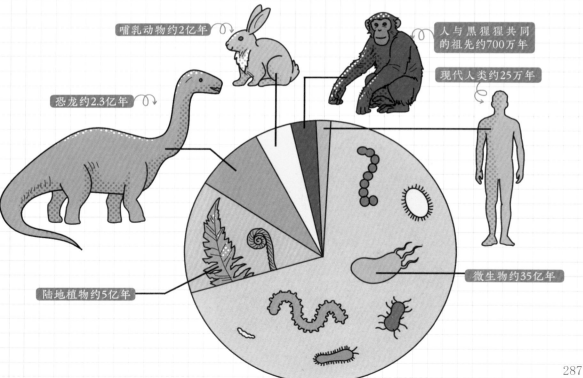

哺乳动物约2亿年

人与黑猩猩共同的祖先约700万年

现代人类约25万年

恐龙约2.3亿年

微生物约35亿年

陆地植物约5亿年

健康小贴士

1. 微生物并非全是有害菌，人体内也有大量的普通常驻菌和益生菌。

2. 使用抗生素除了可能会产生超级细菌也会对人体正常菌群造成很大的伤害，要遵医嘱，正确使用抗生素；噬菌体的应用也是治疗新方向。

3. 微生物帮助免疫系统成长，尤其是对于新生儿而言。

4. 过于干净的环境可能会对孩子的免疫发育不利或者产生过敏等。

5. 益生元是益生菌的营养，最早于母乳中发现，对孩子有益。

6. 微生物在人类生产生活中应用广泛。

7. 微生物才是地球的原住民，分解者的角色不可替代。

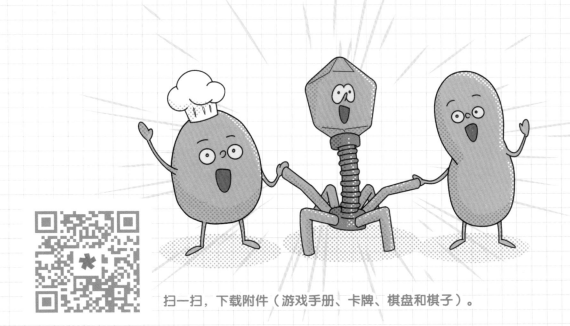

扫一扫，下载附件（游戏手册、卡牌、棋盘和棋子）。